Programme ventre plat

réalisation : emigreen.com

Lydie Raisin

Programme ventre plat

• MARABOUT •

Sommaire

Votre programme 31

Introduction

Posséder une sangle abdominale de qualité, c'est avant tout garder ses organes bien en place et s'assurer un **bon soutien de la colonne** vertébrale (maintenue grâce aux muscles abdominaux et dorsaux).
Les muscles abdominaux jouent un rôle prépondérant dans la **fonction respiratoire** et doivent répondre positivement à une sollicitation fréquente dans les gestes quotidiens. Il importe donc de les entretenir, mais pas n'importe comment. En effet, il convient de développer symétriquement ces muscles et de leur faire acquérir une égale épaisseur. La réalisation anarchique d'exercices engendre diverses épaisseurs musculaires, créant des zones de moindre résistance.
Outre le **bénéfice esthétique,** il est également essentiel que ces muscles soient **efficaces lors d'un effort**. Avoir de beaux muscles grâce à l'électrostimulation, par exemple, et ne pouvoir aisément passer de la position couchée à la position assise ne semble pas souhaitable...
C'est la somme de nombreux facteurs qui permet, sans rien dépenser, d'améliorer sa santé et sa silhouette... pour longtemps.

> **Objectifs de cette méthode :**

- des muscles abdominaux ;
- un ventre plat et tonique;
- la diminution ou la suppression de la petite couche graisseuse qui le recouvre;
- une région abdominale agréable à l'œil;
- en résumé : un ventre qui vous plaise.

COMMENT UTILISER CE GUIDE

La méthode consiste à faire 4 exercices d'abdominaux par jour en 10 minutes maximum.

Combien de temps faut-il pour obtenir un résultat ?

Cela dépend :
• de l'aptitude à l'effort ;
• du surplus pondéra ;
• de la régularité de l'entraînement ;
• de l'hygiène alimentaire.
• et de la façon dont on exécute les exercices, bien sur ! Il est bien évident qu'une personne qui ne s'exerce que superficiellement ou qui s'arrête dès les premiers signes de fatigue n'obtiendra aucun résultat.

Quelle tenue doit-on porter ?

Une tenue de jogging ou un collant (n'ayez jamais froid aux pieds en vous exerçant) et un tee-shirt.

Pourquoi les exercices changent-ils tous les jours ?
Pour assurer un développement global de la paroi abdominale de façon à ne laisser inactive aucune zone musculaire.

N'est-il pas déconseillé de réaliser ces exercices si on a le dos fragile ?
Tout dépend bien sûr de la zone sensible de votre dos. Chaque cas est particulier. Sachez cependant que tous les exercices de ce guide ont été choisis en fonction de leur sécurité maximale pour la région dorsale.

Est-il possible de pratiquer ces exercices dans un petit appartement ?
Oui ! 2 m^2 suffisent ! Même si vous habitez un petit studio, aucun problème !

Si on a manqué une séance, doit-on doubler le nombre de mouvements le lendemain ?
N'hésitez pas à répéter les exercices le lendemain si vous vous en sentez capable. Toutefois, il vaut mieux une régularité dans la pratique et une augmentation progressive des répétitions.

Est-il nécessaire d'avoir un matériel spécifique ?
Absolument pas ! Le tapis de votre salon fait très bien l'affaire. Vous pouvez cependant investir dans un tapis de gymnastique en caoutchouc (d'au moins 5 mm d'épaisseur).

Quelle est la période d'arrêt maximale pour ne pas trop perdre les bénéfices de plusieurs mois d'entraînement ?
Quinze jours ! Au-delà, la remise en activité devient plus difficile. Notez que plus on est entraîné, moins il est difficile de se réadapter à l'effort.

Y a-t-il une limite d'âge à la pratique de ces exercices ?
Non ! Si on a plus de 60 ans, il convient simplement de commencer doucement en tenant compte d'un avis médical. De plus, il suffit de ne pas pécher par excès. Par exemple : ne pas faire 2 fois par jour des exercices spécifiques d'abdominaux au détriment du reste du corps.

POUR UN RÉSULTAT OPTIMAL

1. Faire les 4 exercices recommandés (en 10 minutes maximum) chaque jour (durant 6 jours).

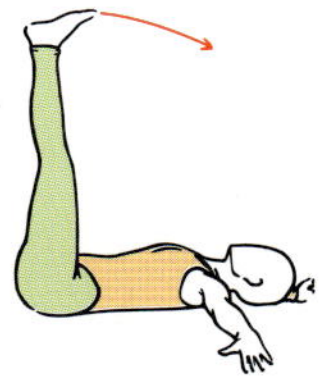

2. Avoir une bonne hygiène alimentaire.

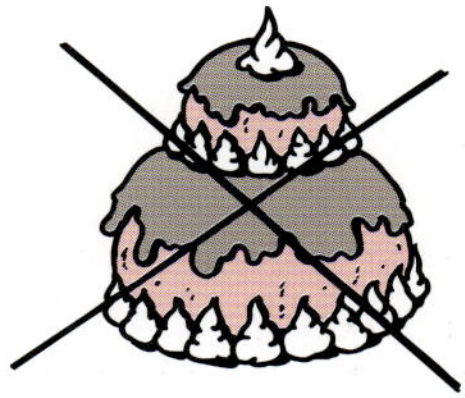

3. Faire l'auto-massage du ventre conseillé (2 minutes maximum) pendant ou après la douche.

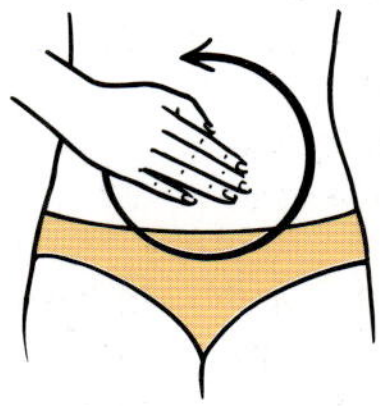

DOULEURS MUSCULAIRES ABDOMINALES

Comme pour les autres régions corporelles que l'on sollicite, l'exercice des muscles abdominaux s'accompagne d'une sécrétion d'acide lactique, entraînant une sensibilité douloureuse durant l'effort.

La mauvaise nouvelle :
C'est tout à fait normal d'avoir mal aux abdominaux durant la période de travail musculaire.

La bonne nouvelle :
La régularité dans l'entraînement retarde l'apparition de l'acide lactique.
Il devient ainsi possible de s'entraîner longtemps sans avoir mal.

On constate une nette amélioration de la résistance à l'effort au bout de trois mois environ de pratique, dans le cadre de séances régulières.

Rassurez-vous :
les douleurs d'origine musculaire étant très spécifiques, il est impossible de les confondre avec celles d'origine organique.

PETITS EXERCICES À FAIRE EN COURS DE JOURNÉE

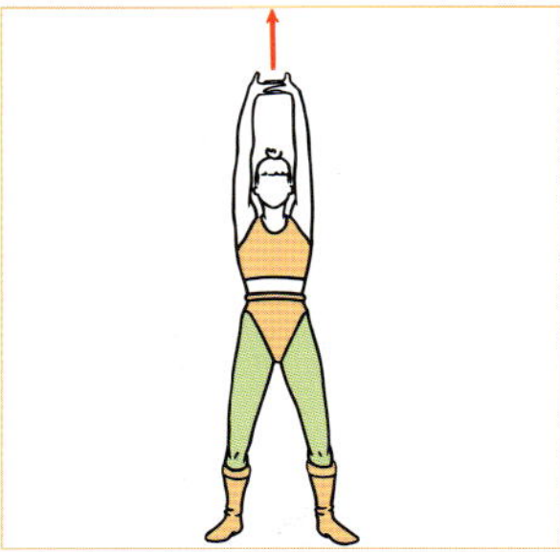

Pour un ventre plat

• Se tenir droite le plus souvent possible.
• S'hydrater régulièrement par petites quantités (éviter les boissons gazeuses, ne pas trop boire pendant les repas).
• Penser de temps en temps à respirer plus lentement.
• Avoir une alimentation équilibrée.
• Prendre le temps de mastiquer la nourriture.
• Eviter les vêtements trop serrés à la taille.
• Bannir les sièges trop bas et les canapés où l'on s'enfonce désespérément.
• Avoir une activité physique régulière.
• Essayer une technique de relaxation au coucher.
• S'offrir de temps à autre un massage drainant du ventre.
• S'étirer au moins une fois par jour, de préférence le soir au coucher.

Au bureau

• Contractez vos muscles abdominaux pendant 6 secondes en aspirant par la bouche, puis relâchez.

En montant les escaliers

• Grimpez quatre marches sur un rythme régulier en contractant vos muscles abdominaux et en expirant par la bouche.
• Récupérez pendant trois marches.

En marchant

• Lors d'une marche rapide, contractez vos abdominaux pendant 8 pas, en expirant par la bouche.
• Récupérez pendant 8 pas.

Sur le canapé en regardant la télévision

• Mettez un tabouret devant vous afin de surélever vos jambes et contractez vos abdominaux 8 secondes en levant de quelques centimètres une jambe tendue. Expirez par la bouche pendant cette contraction.
• Inspirez par le nez en reposant lentement la jambe, avant de recommencer avec l'autre.

Au lit

• Allongée sur le dos, repliez vos genoux vers la poitrine et contractez vos abdominaux 4 secondes, relâchez-les 3 secondes et recommencez. À répéter au moins 8 fois. Expirez par la bouche pendant la contraction.

Pendant les transports

• Debout, contractez progressivement vos muscles abdominaux pendant 8 secondes. Relâchez-les doucement également pendant 8 secondes. Puis contractez-les 6 fois d'affilée par phases rapides de 2 secondes. Recommencez au début.

ACTIVITÉS SPORTIVES TONIFIANT LES ABDOMINAUX

La musculation

Si vous voulez un excellent résultat : faites-vous prescrire un plan d'entraînement par un professionnel, et ayez un suivi diététique approprié élaboré par un nutritionniste.

La gymnastique

Elle active essentiellement la sangle abdominale en la structurant de façon harmonieuse.

L'escalade

Impossible de grimper sans muscles abdominaux!

Les danses moderne et classique

La variété gestuelle de ces deux disciplines engendre une grande qualité abdominale et une esthétique certaine.

Les sports de combat

Le travail abdominal constitue une part importante de l'échauffement des sports d'affrontement.

La natation synchronisée

Toujours très prisé par les jeunes filles, ce sport sollicite de façons diverses et très intéressantes les muscles abdominaux.

Le saut à la perche

Evidemment, il est peut-être un peu tard pour vous y mettre, mais, pour une jeune fille, ce sport développe le corps de façon très esthétique, la région abdominale en particulier.

Le patinage artistique

Très esthétique, cette discipline requiert en grande partie les qualités physiques nécessaires à la gymnastique au sol. La qualité de la sangle abdominale étant primordiale pour la réalisation des figures, elle implique de longues séances d'entraînement destinées à son renforcement.

À éviter absolument!

- Faire des exercices d'abdominaux sans plan d'entraînement précis.
- Réaliser les mouvements sur un rythme trop rapide en ne les faisant qu'à moitié.
- S'entraîner 10 minutes une semaine, une demi-heure par jour la semaine suivante, puis à nouveau une fois par semaine.
- Ne pas varier les techniques.
- Ne pas surveiller sa respiration pendant l'effort et travailler en apnée.
- Porter une tenue inappropriée à ce type d'activité.
- S'entraîner avec une personne qui n'est pas du même niveau.
- Faire des concours d'exercices abdominaux sans y être préparée.
- S'entraîner dans un état de fatigue avancée.
- S'entraîner juste après un repas.
- Faire ses exercices dans une pièce trop froide.
- S'hydrater en continuant d'activer ses muscles.
- Inventer et réaliser ses propres exercices sans les conseils d'un professionnel.
- Suivre un régime hypocalorique strict en pratiquant une activité physique.
- Faire des exercices en cas d'obésité (il faut maigrir d'abord et s'entraîner ensuite sous surveillance médicale).

CONNAISSEZ BIEN VOS MUSCLES ABDOMINAUX AFIN DE MIEUX LES EXERCER.

Les muscles de la paroi abdominale antéro-latérale sont au nombre de quatre.

On distingue : le grand droit, le grand oblique, le petit oblique et le transverse. Ils ont pour rôle de fléchir le tronc et de maintenir les viscères.

Il importe donc de choisir l'exercice qui correspond bien au groupe musculaire que l'on veut développer.

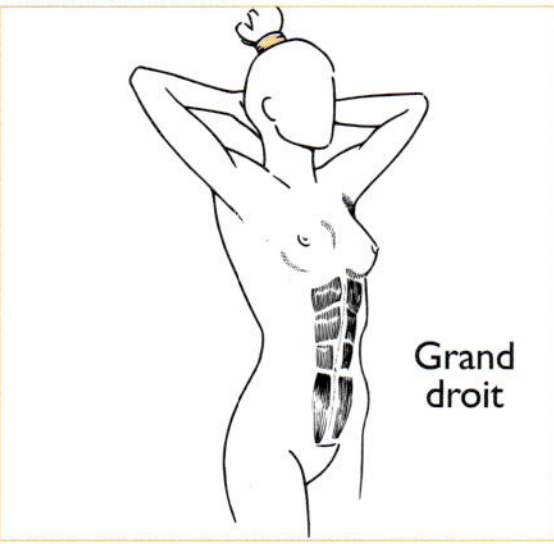

Le grand droit

Allongé, épais, étroit, il commande la bascule du bassin et, ainsi, la courbure lombaire. Il se situe de chaque côté de la ligne médiane. Il s'insère sur les 5e, 6e et 7e côtes et se termine par un tendon qui s'insère sur le pubis homolatéral.
La ligne blanche abdominale (bande fibreuse) sépare les deux grands droits. C'est elle que l'on sectionne lors d'interventions chirurgicales, pour préserver les muscles.
Ce muscle est mis en action lors de ces exercices :

Ramener en alternance les jambes et le buste.

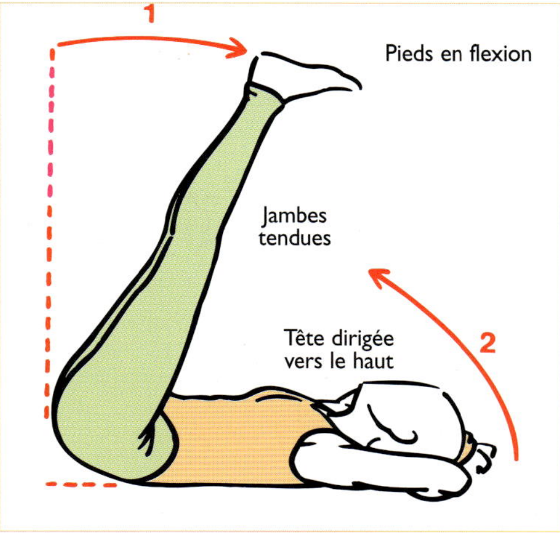

Ramener les jambes placées l'une derrière l'autre vers soi.

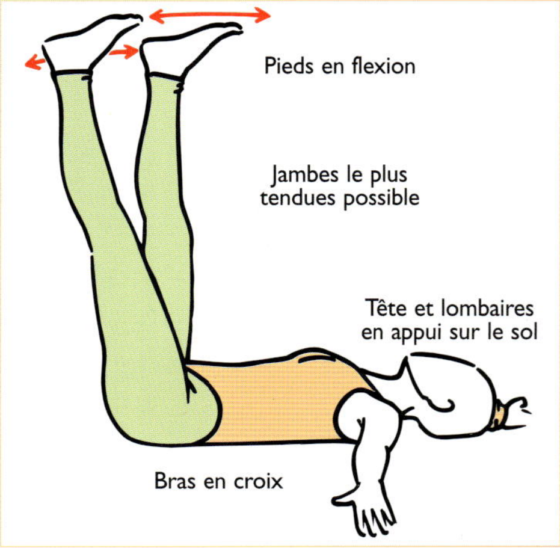

PETITS RAPPELS ANATOMIQUES

Le grand oblique

Il part du bord inférieur des huit dernières côtes et se termine sur la moitié antérieure de la crête iliaque, sur l'arcade crurale, sur la symphyse pubienne et sur la ligne blanche.
Il fléchit le tronc : la région droite du grand oblique engendre une rotation gauche du tronc, et la région gauche, une rotation vers la droite.
Le grand oblique entre en action lors de la torsion du tronc, s'il agit séparément.
L'action en synergie des deux grands obliques participe à la flexion avant du tronc.

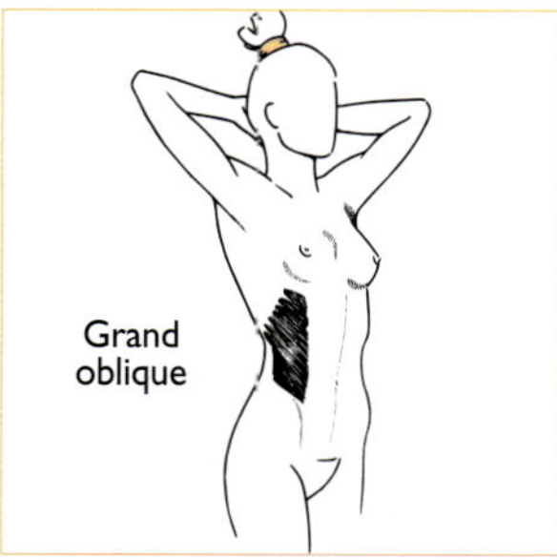

Ce muscle est mis en action lors de cet exercice par exemple :
Faire toucher le coude gauche et le genou droit, puis inverser.

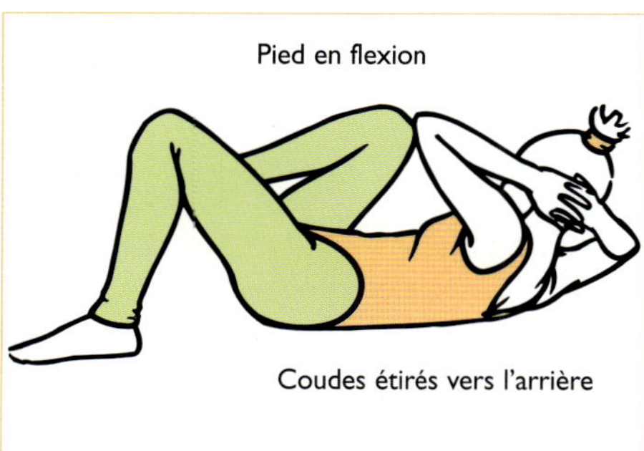

Le transverse

Il commence sur l'arcade crurale de la crête iliaque, les cartilages des six dernières côtes et l'aponévrose dorso-lombaire.
Il se termine sur l'épine du pubis et sur la crête pectinéale.
Il agit lors d'une expiration forcée par dépression de la paroi abdominale.

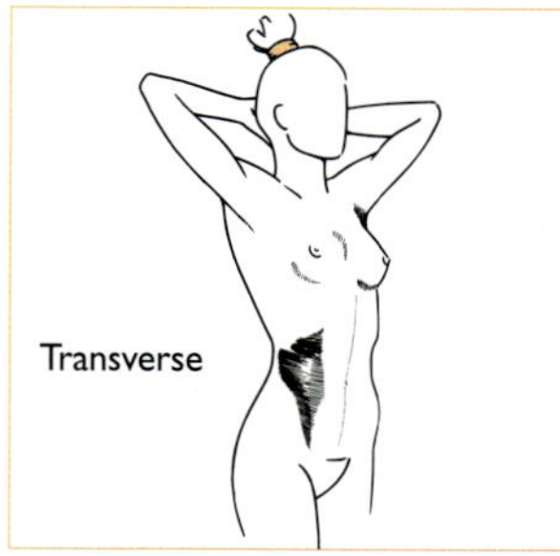

Ce muscle est mis en action lors de cet exercice par exemple :
Contraction de l'abdomen pendant 6 secondes.

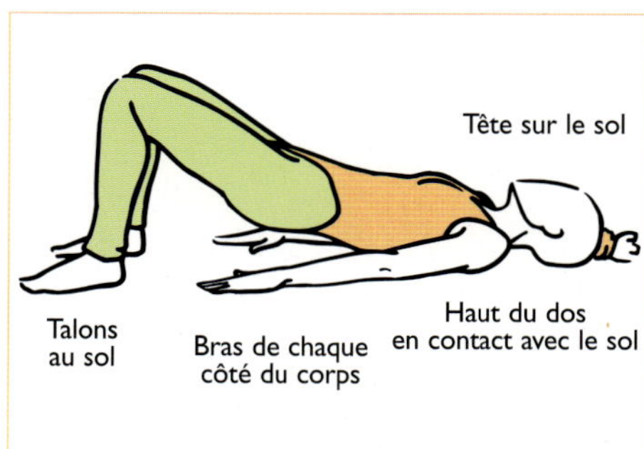

L'HYGIÈNE ALIMENTAIRE

Les trois préceptes à retenir

• Premier précepte : faire correspondre l'apport calorique aux dépenses énergétiques.
• Deuxième précepte : manger de tout en contrôlant simplement les quantités.
• Troisième précepte : s'asseoir pour s'alimenter en prenant le temps de mastiquer.

Qu'appelle-t-on métabolisme de base ?

C'est le nombre de calories dépensées par heure et par mètre carré de surface du corps, par un sujet à jeun, au repos, à une température de 19 °C.

Les ingrédients de base d'une bonne hygiène alimentaire sont :

• les protéines ;
• les glucides (appelés aussi hydrates de carbone ou sucres) ;
• les lipides (ou graisses);
• les vitamines ;
• l'eau ;
• les fibres alimentaires.

Impossible d'obtenir un ventre plat sans une hygiène alimentaire!
La petite couche graisseuse du ventre est certes un peu plus difficile à éliminer qu'en d'autres endroits du corps, mais l'exercice lié à une pratique alimentaire intelligente, permet d'en venir à bout. **Perdre en douceur un surplus pondéral est l'assurance d'un résultat durable.**

Les besoins énergétiques

Les besoins énergétiques de la femme varient suivant son âge, son poids, le climat, sa structure corporelle (rapports faisant intervenir la masse maigre, la masse musculaire et l'eau) et son activité.
Ces besoins énergétiques sont d'environ 1800 calories pour une femme sédentaire et de 2000 calories pour une femme active. On peut compter jusqu'à 3000 ou 3500 calories quand la dépense physique est très élevée (une sportive professionnelle par exemple).

L'hygiène alimentaire en 12 points

1. Buvez un litre et demi d'eau (n'attendez pas d'avoir soif pour boire).
2. Respectez les pourcentages de l'hygiène alimentaire :
   - 15% de protides,
   - 55% de glucides,
   - 35% de lipides.
3. Prenez vos repas à heures fixes, de préférence assise.
4. Ne buvez pas plus d'un quart de litre de vin de qualité par repas et limitez-vous à un apéritif par semaine!
5. Limitez les sorties gastronomiques à une fois par semaine.
6. Ne supprimez aucun aliment sous peine de carences en vitamines, minéraux, et fibres (certaines se révèlent tardivement).
7. Pensez à équilibrer vos apports caloriques et vos dépenses énergétiques (prenez l'avis d'un diététicien).
8. Au restaurant, préférez la formule «entrée-plat» à la formule «plat-dessert».
9. Investissez dans les casseroles et poêles anti-adhésives.
10. Votre petit déjeuner doit représenter 15 à 25% de l'apport calorique journalier.

L'HYGIÈNE ALIMENTAIRE

11. Ne sautez aucun repas : en cas de jeûnes répétés, l'organisme augmente ses réserves de graisses en prévision de pénuries.
12. A éviter : l'unique repas journalier hypercopieux.

Rôle des divers éléments de l'alimentation

• **Les protéines**	répondent aux réparations plastiques et construisent les cellules
• **Les lipides**	génèrent entre autres l'énergie calorifique
• **Les glucides**	produisent l'énergie, permettent l'action dynamique
• **Les vitamines** • **Les sels minéraux**	fabriquent et réparent les tissus

Notre hygiène alimentaire doit tenir compte de l'apport calorique appréciable des lipides et ainsi n'en comporter qu'une faible part. **Surtout ne les supprimez pas !**
Cet apport alimentaire subit quelques transformations avant de gagner les cellules. Les graisses sont dégradées, puis resynthétisées pour remplir les adipocytes à l'aide d'une enzyme issue du métabolisme glucidique. Ainsi, sans la présence de glucides dans l'alimention, le corps ne peut pas utiliser les lipides.

Quant aux sucres qui sont transformés en glucose, ils ne sont pas utilisés de la même façon selon qu'ils sont consommés seuls ou lors d'un repas.
• Soit ils sont stockés après transformation dans les cellules adipeuses.
• Soit ils sont utilisés pour l'énergie. **Ils sont stockés dans les muscles et dans le foie.**

Les protéines apportent 4 calories par gramme. Les glucides apportent 4 calories par gramme. Les lipides apportent 9 calories par gramme.

Une confiserie consommée à la fin d'un repas fait moins grossir que si elle est prise en cours de journée.

Il faut manger de tout

Il importe de ne supprimer aucune sorte d'aliments afin d'éviter toute carence. Ne vous amusez pas à rechercher une alimentation trop sophistiquée : il suffit simplement de diminuer certains types d'aliments et de varier le plus possible les repas pour arriver à un équilibre satisfaisant.
N'oubliez pas que certaines carences en sels minéraux ou en vitamines mettent parfois assez longtemps avant de se révéler.

LES PROTÉINES

Qu'appelle-t-on acides aminés ?

Ce sont les molécules qui peuvent être directement utilisées par l'organisme. Elles sont issues des molécules protéinées qui ont été divisées par les enzymes lors de la phase digestive.

Combien d'acides aminés existe-t-il ?

Une vingtaine dont huit sont absolument indispensables à l'organisme : valine, thréonine, phénylalamine, isoleucine, lysine, leucine, méthionine et tryptophane. Le corps ne pouvant pas les fabriquer, il est indispensable de les trouver dans l'alimentation.

50 grammes de protéines sont éliminés chaque jour dans les urines.

Généralités

Elles ont un rôle de réparation et d'entretien des muscles, des os, de la peau, des anticorps, du sang, etc.
Elles ont à la fois un rôle de construction et de production d'énergie.
Leur faiblesse : elles ne sont pas stockées dans l'organisme, d'où la nécessité d'un apport journalier.
Une alimentation hypoprotéinée entraîne une altération des organes et une perte d'énergie.

Où trouver les protéines ?

On les trouve dans les viandes, les poissons, les œufs, les fromages, le yogourt, le lait, les céréales, le soja, les lentilles, les pois...

Quelle quantité de protéines une adulte doit-elle consommer au quotidien ?

À peu près 60 grammes par jour.
Cela correspond globalement à un gramme par kilo et par 24 heures.

Quel repas-type équilibré apporte les protéines et donc les acides aminés indispensables à l'organisme ?

Un morceau de viande, des haricots secs et un morceau de fromage (qui contient 24% de protéines, c'est l'aliment le plus protéiné) par exemple.
Les protéines animales et les protéines végétales n'ont pas du tout la même valeur alimentaire. Les protéines d'origine animale comportent des acides aminés de meilleure qualité que les protéines d'origine végétale.

LES LIPIDES

Généralités

Ce sont les carburants de l'organisme. Ceux que l'on nomme «acides gras» ont plutôt un rôle de construction et de contrôle organique. Ils contiennent les vitamines liposolubles : A, D, E, K, et contribuent à la synthétisation de certaines hormones. Vous le savez : les lipides sont stockés dans le corps et forment l'impact graisseux.

Où trouver les lipides ?

Dans les po ssons gras (saumon...), les viandes, le yogourt, les œufs, les huiles, la charcuterie, le beurre, les fruits secs, les produits préparés (gâteaux, plats tout prêts, etc.).
N'oubliez pas : 100 grammes de frites apportent 400 calories.

Quelle quantité moyenne de lipides une adulte doit-elle consommer chaque jour ?

À peu près 70 grammes, qui correspondent environ à un gramme par kilo et par 24 heures.

Quel repas-type équilibré apporte les lipides et acides gras essentiels indispensables à l'organisme ?

- Une salade avec une sauce à l'huile de pépins de raisin (sans excès, bien sûr).
- Du saumon avec des pommes vapeur.
- Un yogourt.
- Un fruit.

Les acides gras saturés peuvent augmenter le taux de cholestérol s'ils sont en excès. Il importe en conséquence de limiter la consommation de charcuterie et de viandes.

Les acides gras poly-insaturés (qui contiennent entre autres des acides gras essentiels) sont bénéfiques par rapport au cholestérol. Ils peuvent réduire le mauvais cholestérol et sont dégradables à l'oxygène et à la lumière. Les diététiciens conseillent de consommer en même temps de la vitamine C (légumes, fruits).

Les lipides sont constitués de petites parcelles appelées acides gras :

- **les acides gras saturés**
- **les acides gras poly-insaturés**

À savoir

Il est tout à fait possible de vivre sans apport lipidique pendant plusieurs jours. Cela n'est cependant pas bénéfique pour l'organisme. La peau devient alors très sèche et le manque d'acides gras essentiels peut entraver le bon fonctionne-ment des organes.

Souvenez-vous : les lipides ne sont pas utilisés tout de suite. Il faut compter une demi-heure avant qu'ils ne prennent le relais énergétique à la suite des glucides.

LES GLUCIDES

En cas d'insuffisance d'apport glucidique

Le corps puise dans les réserves lipidiques. Malheureusement, cela se traduit également par une perte musculaire pouvant déclencher un processus de reprise de graisses.

L'index glycémique

Il est lié à la vitesse de digestion. Les sucres lents (pain, pâtes, riz...) ont par exemple un index glycémique bas.

Quelques valeurs d'index glycémique

Biscotte :	99
Banane :	79
Yogourt :	50
Pomme :	47
Orange :	66
Pain :	100
Miel :	126
Carotte :	133

Pensez à réduire l'index glycémique de vos repas en mangeant des sucres lents (qui fournissent l'énergie musculaire).

Généralités

Ils sont présents sous forme de glucose dans les globules rouges et le cerveau.
Ils sont stockés dans le foie et dans les muscles.
Ils sont nécessaires au travail musculaire.

On distingue :

- les sucres solubles (le miel, le sucre des fruits), qui sont rapidement assimilés (quelques minutes suffisent);
- les amidons que l'on trouve dans les céréales, les féculents. De grandes quantités de molécules de glucose forment le glycogène. Ce dernier s'assimile lentement. On le trouve dans le pain, le riz, les pâtes.

Où trouver les glucides ?

Dans toutes les pâtisseries et confiseries, dans les yogourts aromatisés, les fruits, les pommes de terre, les glaces, etc.

Quelle quantité moyenne de glucides une adulte doit-elle consommer au quotidien ?

A peu près 400 grammes, qui correspondent à 6,5 grammes environ par kilo et par 24 heures.

Quel repas-type équilibré apporte des glucides ?

- Une salade de carottes râpées.
- Une sole.
- Des épinards et du riz.
- Un yogourt.
- Une pomme.

Quelques conseils

• Pensez à cuire les pommes de terre avec la peau et à ne pas laisser trop longtemps les pâtes sur le feu.
• Privilégiez les aliments à index glycémique bas.
• Evitez les jus de fruits et les desserts trop sucrés.

LES FIBRES

Généralités

Elles ont la particularité de ne pas être attaquées par les sécrétions du tube digestif.

Elles comprennent :

• La **cellulose** et l'**hémicellulose** que l'on trouve dans les enveloppes des céréales, dans le son, les végétaux et les pommes de terre.
La cellulose est présente plus précisément dans la peau des fruits, l'écorce des céréales...
Quant à l'hémicellulose, on la trouve plutôt dans les légumes.
• Les **pectines**, dans les baies et les fruits à pépins.
• Les **lignines**, parties dures et fibreuses des tiges végétales ou des légumes secs.
• Les **mucilages**, qui comprennent les gommes, les algues et les graines.

Où trouver les fibres?

Dans tous les légumes secs, les fruits à pépins et la peau des fruits.

Quel repas-type équilibré apporte des fibres en quantité suffisante?

- Une salade composée.
- Du poulet.
- Des haricots blancs.
- Une pomme.

Consommer des fibres, c'est aussi...

• Prévenir l'apparition de cancers du côlon, moins courants chez les grands consommateurs de fibres alimentaires. En effet, en modifiant la flore bactérienne et en diminuant le temps de contact des substances cancérigènes avec les parois du côlon, les fibres jouent un rôle bénéfique.
• Prévenir les hémorroïdes, en rendant le bol fécal plus fluide et plus volumineux.
• Stabiliser le taux de sucre dans le sang, en consommant de la pectine et de l'hémicellulose qui retardent l'absorption des glucides.

Les fibres, aliment miracle pour mincir?

Presque!

• **Elles n'ont en effet aucune valeur calorique.**
• **Elles gonflent dans l'estomac et donnent une sensation de satiété.**
• **Elles facilitent le travail intestinal.**
• **Elles diminuent le taux de cholestérol et de triglycérides.**
• **Elles créent une modification de la bile.**

Attention! N'absorbez pas de fibres sans boire! Sans eau, elles ne gonflent pas!

Teneur en fibres de quelques aliments pour 100 grammes

Haricots :	5,5 g
Lentilles :	11,6 g
Pain blanc :	3 g
Carottes :	3,2 g
Epinards :	2,2 g
Poires :	3 g
Bananes :	1,9 g

Les fibres, obstacles à l'absorption du calcium, du fer, du phosphore, du magnésium, du zinc, de la vitamine B?

Oui! Elles peuvent créer un risque de déminéralisation.

LES VITAMINES

8 conseils pour préserver les vitamines

1. Éviter de stocker trop longtemps les légumes et fruits frais dans le réfrigérateur.
2. Ne pas faire tremper les légumes. Les laver plutôt rapidement.
3. Ne pas éplucher les légumes mais les gratter car beaucoup de vitamines se trouvent sous la peau.
4. Ne pas râper les carottes trop finement et ne pas les préparer trop longtemps à l'avance.
5. Cuire les légumes dans peu d'eau afin d'éviter une trop grande dilution des vitamines.
6. Préférer des préparations à feu intense mais de courte durée aux préparations lentes et longues. Le mieux est de préparer le plus souvent possible vos mets à la vapeur et vos poissons et viandes au gril.
7. Eviter de faire réchauffer des légumes : cela détruit les vitamines restantes.
8. Conserver les légumes et fruits à l'ombre et au frais (la lumière et la chaleur accélèrent la destruction des vitamines).

En variant son alimentation régulièrement, on est certain de pourvoir à l'ensemble des besoins en vitamines du corps.

Impossible de s'entraîner sans vitamines !

Les vitamines sont des substances organiques indispensables, en infime quantité, à la croissance et au bon fonctionnement de l'organisme.
Il en existe treize : les liposolubles (solubles dans les graisses) et les hydrosolubles (présentes dans les aliments non adipeux). Leurs quantités sont exprimées en milligrammes (mg) ou en microgrammes (µg) pour les hydrosolubles, et en unités internationales (ui) pour les liposolubles.
Elles ont un rôle de catalyseurs dans l'organisme.
Si certaines carences peuvent être mortelles, un surdosage vitaminique est aussi néfaste pour la santé.
On doit normalement les trouver toutes dans une alimentation équilibrée. Toutefois, la vitamine D peut être produite par le corps sous l'action du soleil, et la vitamine K par certaines bactéries présentes dans le gros intestin.

Ces deux affirmations sont toujours controversées...

- La vitamine E aurait une activité anti-vieillissement.
- La vitamine C aurait une action antivirale.

Les médicaments polyvitaminés ont leurs détracteurs...

En effet, certains seraient insuffisamment dosés en certaines vitamines mais en surdosage pour d'autres, et ne répondraient pas aux besoins réels.
Ils sont indispensables à la vie. Certains ont un rôle de catalyseurs, d'autres interviennent comme bâtisseurs.
Ils permettent l'utilisation des aliments énergétiques.

LES BESOINS VITAMINIQUES JOURNALIERS

Vitamines	Quantité	Vitamines	Quantité
A	1000 ui	B 5	20 mg
D	400 ui	B 6	3 mg
E	8 à 10 ui	B 8	100 µg
K	65 µg	B 9	400 µg
B 1	1,5 mg	B 12	3 µg
B 2	1,8 mg	C	100 mg
B 3	20 mg		

UI = Unité Internationale.

LES VITAMINES

VITAMINES	ORIGINE	CARACTÉRISTIQUES PRINCIPALES (PARFOIS CONTROVERSÉES)
A **Rétinol**	Laitages, foie, jaunes d'œufs, poissons, viandes, fruits, légumes.	Peau, vue, os, croissance, reproduction, défense immunitaire.
D **Cholécalciférol** **Vitamine antirachitique**	Poissons, laitages, œufs, volailles, foie, huile de foie de poisson, beurre.	Croissance, tonicité musculaire.
E **Tocophérol** **anti-oxydation**	Huiles, beurre, margarine, germe de blé, céréales complètes.	Protection antitoxique.
K **Phylloquinone**	Poissons, foie, céréales, œufs, choux, salade verte.	Calcification des os, dents, coagulation sanguine, prévention des maladies cardio-vasculaires.
B1 **Thiamine**	Légumes et fruits secs, porc, asperges, céréales et pain complets, levure, abats, jaunes d'œufs.	Activation du cœur et des cellules nerveuses, métabolisme des glucides.
B2 **Riboflavine**	Lait, fromage, épinards, brocolis, levure, viandes, abats, céréales complètes, œufs.	Production d'énergie au niveau cellulaire pour le métabolisme des glucides, protéines et lipides.
B3 **Niacine**	Lapin, foie, volailles, porc, céréales complètes, légumes secs, poissons.	Synthèse et dégradation des substances alimentaires dans les cellules.
B5 **Acide pantothénique**	Viandes, œufs, avocats, champignons, levure, cacahuètes, abats.	Synthèse des acides gras, production d'énergie pour les glucides et les lipides.
B6 **Pyridoxine**	Choux, épinards, pommes de terre, œufs, fruits secs, maïs, céréales complètes, thon, hareng, foie, poulet.	Métabolisme des protéines, glucides, lipides. Biosynthèse de la sératine.
B8 **Acide biotine**	Laitages, légumes et fruits secs, levure, flocons de blé et d'avoine, jaunes d'œufs, abats.	Énergie. Synthèse des glucides et des acides gras.
B9 **Acide folique**	Viandes, œufs, foie, levure, céréales complètes, tomates, légumes verts.	Globules rouges, métabolisme de l'ADN et des protéines.
B12 **Cobolamine**	Viandes, abats, œufs, laitages, poissons gras (n'est présente dans aucun végétal).	Métabolisme de l'ADN et des protéines. Fonctionnement des cellules nerveuses. Action au niveau des globules rouges.
C **Acide ascorbique**	Fruits et légumes.	Active le système immunitaire, aide à la synthèse hormonale, à l'absorption du fer, au métabolisme des glucides. Effet anti-oxydant et antitoxique. Os, cartilage, peau, dentition.

LES SELS MINÉRAUX

Le fer

Le légume le plus riche en fer n'est pas l'épinard mais le cresson (7 mg), suivi des lentilles (3 à 6 mg). Le chocolat en contient 14 mg et le foie 13 mg. (Les valeurs sont rapportées à 100 g de produit.)

Consommez des mûres. C'est le fruit le plus riche en calcium.

Quelle quantité de calcium doit-on consommer par jour ?

500 mg environ. Cela correspond à une part de 50 g de gruyère, ou à 12 oranges, ou à 2 pots de yogourt.

Conseils pour conserver les sels minéraux dans les aliments

• Veillez à les consommer dans les deux jours et à ne pas les laisser tremper dans l'eau (préférez la cuisson à la vapeur).
• Ne les gardez pas trop longtemps après les avoir préparés et évitez de les exposer au soleil ou dans une pièce trop chaude.
• Pensez à bien laver les fruits et les légumes avant de les manger avec leur peau.

Tous les sels minéraux n'ont pas une fonction identique.
Le calcium intervient dans les structures osseuses et dentaires ainsi que dans la coagulation du sang et l'équilibre nerveux.
Il permet entre autres l'excitabilité neuro-musculaire.
Le phosphore contribue à la composition dentaire et osseuse, est indispensable aux actions énergétiques, etintervient dans la formation des protéines.
Le sodium assure un maintien constant des liquides dans l'organisme et permet l'excitabilité des muscles.
Le magnésium stimule certains enzymes, actionne les stimuli neuromusculaires, intervient au niveau du système nerveux et permet de nombreuses réactions énergétiques.
Le potassium joue un rôle dans la relation de la cellule avec le contexte intra-cellulaire.
Le fer entre dans la composition de l'hémoglobine.
Le fluor est un constituant des dents et lutte contre la carie.
Le zinc procède à l'élaboration de nombreux enzymes.

Où trouver les sels minéraux ?

Le calcium est présent dans le fromage, les œufs...
Le phosphore dans le soja, le fromage, le jaune d'œuf...
Le sodium dans les abats, les poissons, les crustacés...
Le magnésium dans les légumes secs, les fruits oléagineux, le cacao...
Le potassium dans les légumes frais, la banane...
Le fer dans le cacao, les légumes secs, le foie...
Le fluor dans le thé, les poissons, les fruits de mer...

Quel repas-type équilibré apporte les sels minéraux nécessaires à l'organisme ?

- Des huîtres.
- Du cabillaud.
- Des lentilles.
- Un morceau de fromage.
- Une salade de fruits frais.

Accompagnez ce repas d'une boisson riche en sels minéraux (Vichy Saint-Yorre par exemple).

L'EAU

Boire pour être en forme

Être en forme en s'hydratant de façon anarchique ou insuffisante n'est pas bénéfique.
Boire permet non seulement d'éliminer mais d'optimiser les différentes fonctions du corps.

Il est conseillé de boire en moyenne un litre et demi par jour et plus en cas d'effort physique ou de forte chaleur. Une partie de cette eau est apportée par les aliments (environ 50%), l'autre par les boissons.

Si vous vous entraînez assez intensément, soyez vigilante car si vous perdiez ne serait-ce que 2% d'eau par rapport à votre poids, votre corps ne pourrait plus répondre convenablement aux efforts demandés. Il ne faut pas oublier que même en faisant de simples exercices pour les abdominaux, on transpire...

A la bonne température

Évitez les boissons glacées et buvez de préférence frais, tempéré ou chaud (même l'été). Il y a quelques années, il était très à la mode de boire glacé. Il en résulte des troubles digestifs, voire des sécrétions biliaires ou intestinales. Par contre, ne buvez pas trop chaud : les boissons chaudes peuvent ballonner le ventre.

Si vous travaillez dans un bureau à l'air conditionné, il faut vous hydrater par petites quantités toutes les trois heures.

Certains adeptes du fitness préfèrent ne pas boire, afin d'éviter de trop transpirer. Sachez que c'est une erreur fondamentale. Il convient au contraire de se réhydrater afin de récupérer l'eau perdue.

Avant de vous entraîner, évitez de boire en mangeant trois pêches par exemple car l'eau fait gonfler les fibres des fruits, et faire des exercices d'abdominaux avec un ventre tendu et volumineux n'est pas agréable(c'est encore pire si l'eau est gazeuse!).

Si vous êtes une sportive invétérée

Veillez à boire de l'eau fortement minéralisée après vos entraînements et à en varier toutes les semaines avec des marques différentes.

Le saviez-vous ?

Le pain contient 34 % d'eau, les œufs 75 %, les légumes verts 90 % et les fruits jusqu'à 95 %.

Evitez de boire glacé car cela risque de ralentir les sécrétions des sucs gastriques.

Le manque d'hydratation est-il dangereux?

Il se traduit par de la constipation, une sécheresse de la peau, et parfois par une augmentation du taux d'urée dans le sang. Dans des cas plus rares, des calculs rénaux peuvent apparaître.

Non, l'eau gazeuse n'est pas bonne pour tous! Elle est déconseillée aux personnes souffrant notamment de maladies cardiaques. Il vaut mieux pour tous consommer des eaux gazeuses naturelles et non gazéifiées.

L'EAU

L'eau dans le corps

Elle véhicule nutriments et déchets, lubrifie les zones articulaires et aide au maintien de l'organisme à bonne température. Elle représente les trois quarts du poids musculaire et organique.

Quelle est la différence entre une eau de source et une eau minérale ?

Une eau de source contient moins de 2 g de sels minéraux; elle ne subit aucun traitement spécial.

Pour éliminer au maxi-mum : buvez les eaux les moins minéralisées.

Quelle eau boire ?

Vous pouvez, à votre convenance, boire de l'eau minérale ou de l'eau du robinet car cette dernière est très contrôlée et, hormis un goût un peu chloré parfois, elle est tout à fait propre à la consommation. (Elle contient toutefois des sels minéraux en moindre quantité.)

Soyez également vigilante, dans le cadre de vos activités sportives, à ne pas consommer avec régularité une eau minérale recommandée pour tels ou tels bienfaits. Son absorption régulière peut occasionner des troubles éventuels.
Devenez une «pro» des eaux minérales afin de mieux vous réhydrater après l'effort !

On distingue trois sortes d'eaux

- Les eaux qui comportent un taux peu élevé de minéralisation (de 0,1 à 0,5 g par litre) comme Evian, Volvic, Perrier. (Elles sont, paraît-il, bénéfiques en cas de cellulite...)
- Les eaux à moyenne minéralisation (de 1 à 3 g par litre) comme Vittel, Hépar, Contrexéville et Badoit. Elles sont recommandées entre autres pour corriger certains dysfonctionnements nutritionnels.
- Les eaux très minéralisées (plus de 3 g par litre) comme l'eau de Vichy. Elles sont recommandées entre autres en cas d'affections musculaires et articulaires.

L'idéal pour bénéficier des réels bienfaits d'une eau : la boire à sa source ! L'eau en bouteille perd son pouvoir d'ionisation après un certain temps.

Conseils

- Emportez toujours une bouteille d'eau, pour éviter de rester longtemps sans boire.
- Commencez votre journée en buvant un grand verre d'eau : cela facilite l'élimination des déchets et les échanges cellulaires, qui se font mieux en position allongée.
- N'hésitez pas à changer d'eau afin de bénéficier des qualités de chacune.

LES AUTRES BOISSONS

Le café

Il convient de le consommer avec modération. Toutefois, il est vrai que prendre un café avant l'effort donne « un petit coup d'énergie ». Son effet dure en général trois heures.
La caféine ayant la particularité d'augmenter légèrement la tension artérielle, il ne faut pas boire un demi-litre de café avant un cours d'aérobic !
Le café facilite la digestion, stimule le cœur, a une action diurétique, diminue la fatigue, améliore les facultés intellectuelles, accroît la concentration. Attention cependant : il augmente l'état anxieux ! Son excès peut provoquer des palpitations, des insomnies et même des tremblements.
Il est conseillé de consommer du café Arabica car il contient peu de caféine (environ 1 %) plutôt que du Robusta (plus de 2,3 %).

Le thé

À consommer également avec modération. On dit qu'il est bénéfique en cas de maladies cardio-vasculaires. Il contient des vitamines, de la théine qui est l'équivalent de la caféine. (Une tasse de thé contient à peu près 60 mg de théine.) Le thé excite moins que le café et est mieux toléré par l'organisme.
Il stimule, comme le café, l'activité cérébrale, réveille et diminue les sensations de lassitude.
De même que le café, il est déconseillé aux personnes insomniaques, trop nerveuses ou sujettes aux palpitations.

Les sodas

À éviter le plus possible, car ils contiennent le plus souvent beaucoup trop de sucre et de calories (1 litre apporte 400 calories environ). Leur absorption provoque une sécrétion d'insuline (ce qui crée une sensation de faim).
En revanche, boire un peu de soda en vue d'un effort physique peut redonner de l'énergie grâce à son apport calorique.
La plupart de ces boissons n'ont pas de composants vraiment intéressants pour l'organisme, leurs éléments étant le plus souvent artificiels.
Elles étanchent cependant assez bien la soif, mais le gaz carbonique contenu dans la plupart d'entre elles en altère la saveur.

Une bonne nouvelle

Le café stimule légèrement la combustion des graisses.

La dose à ne pas dépasser :

5 à 10 tasses de café par jour suivant les individus, mais 6 tasses semblent déjà suffire.

Le café est intéressant nutritionnellement car il contient de la vitamine PP et des sels minéraux.

Une bonne nouvelle

Le thé est la boisson la plus riche en fluor.

La dose à ne pas dépasser :

3 tasses de thé par jour.

Laissez infuser longtemps votre thé afin de le rendre moins excitant.

Il existe deux sortes de sodas :

- ceux à base d'agrumes (limonades);
- ceux à base d'extraits végétaux (cola, tonic ou bitter).

LES AUTRES BOISSONS

Le saviez-vous ?

Les boissons à base de cola sont employées dans les hôpitaux contre les vomissements et les états nauséeux.

Préférez les boissons édulcorées : elles vous rafraîchiront sans vous apporter les calories.

Ne vous trompez pas de tisane...

La camomille est sédative, la menthe ainsi que la mélisse, le thym et le serpolet sont toniques et digestifs, la lavande est antiseptique et accroît les possibilités intellectuelles, la verveine est digestive, l'oranger est à la fois sédatif et soporifique, le tilleul est sédatif et apaisant, la bourdaine est laxative, les queues de cerises sont diurétiques, la bourrache apaise, le cassis est diurétique et recommandé contre les rhumatismes, le romarin est un stimulant intellectuel.

Attention à la teneur en sucre excessivement élevée des sodas : 1 litre de soda équivaut à 20 morceaux de sucre.

Les gaz contenus dans certaines boissons provoquent des ballonnements et font gonfler l'estomac. Ils peuvent même provoquer des problèmes digestifs.

L'absorption régulière de boissons à base de cola est fortement déconseillée aux sportifs en raison de certains de leurs composants : elles contiennent en effet de l'eau, du sucre (en grande quantité), du gaz carbonique, des extraits de fruits, du coca, de la caféine, de la noix de cola, de la théobromine, du caramel, de l'acide orthophosphorique et... des calories : 450 pour 100 g!

Les jus de fruits

Ils apportent des vitamines et du sucre sous forme de fructose. Il est préférable de presser soi-même les fruits et d'en absorber le jus immédiatement. Cependant, les spécialistes recommandent de déguster le fruit plutôt que d'en boire le jus.

Les boissons diététiques de l'effort

Elles sont de plus en plus nombreuses sur le marché et constituent un apport glucidique qui soutient les efforts physiques. Elles contiennent souvent des vitamines, des extraits de fruits, de l'eau gazéifiée, des acidifiants et parfois un peu de lipides.

Elles ne sont absolument pas indispensables et le jus de fruits frais additionné d'eau est d'un réconfort suffisant si l'alimentation quotidienne est équilibrée.

Les boissons édulcorées

Elles ont le grand avantage de n'apporter aucune calorie. Toutefois, comme les boissons sucrées, elles stimulent la sécrétion d'insuline et peuvent entraîner l'habitude de consommer des boissons au goût sucré.

Les tisanes

Il ne faut pas oublier qu'avant d'évoquer le plaisir de les déguster on doit parler de leurs propriétés médicinales. Elles ont une action sur l'organisme et il convient de ne pas les consommer en trop grande quantité, car certaines peuvent avoir un effet irritant.

LES SUBSTITUTS DE REPAS

Sous quelle forme trouve-t-on les substituts de repas ?

On les trouve sous forme de potages, de poudres, de barres, de boissons, de crèmes, de biscuits, de graines précuites. Ils nécessitent peu ou pas de préparation et peuvent avoir une saveur salée ou sucrée.

Il est important de bien faire la différence entre substituts de repas et compléments alimentaires : lisez bien les étiquettes ! En effet, les compléments alimentaires peuvent se présenter entre autres sous forme de potages, mais il est indispensable d'ajouter, par exemple, un fruit et un yaourt à leur consommation car ils ne présentent pas un apport nutritionnel complet.

Les substituts de repas sont-ils vraiment complets et équilibrés ?

Sujet à polémique ! En effet, beaucoup de dépositaires de ces produits soutiennent que oui ; alors que les enquêteurs des services de consommateurs notent souvent un décalage entre les indications des étiquettes et les analyses des produits. On constate un manque (ou une insuffisance) d'ingrédients indispensables tels : acides gras essentiels, protéines, fibres, minéraux, vitamines. Quoi qu'il en soit : les substituts de repas apportent plus d'éléments nutritifs et bénéfiques pour l'organisme qu'un gâteau, ou qu'une pomme avalée à la «va-vite» en guise de repas. Ils doivent contenir : glucides, lipides, vitamines, sels minéraux, acides gras essentiel et fibres.

Quels sont les apports caloriques d'un substitut de repas ?

Une directive européenne prévoit un minimum de 200 calories par repas, mais choisissez plutôt ceux à 350 ou à 400 calories : cela évite la sensation de faim quelques heures après ingestion. À titre indicatif : les petits sachets de poudre peuvent compter 90 calories, par exemple, et les biscuits, 40 . Il importe donc d'en consommer plusieurs. La teneur calorique est très variable d'une marque à l'autre. Informez-vous bien sur le nombre de sachets ou de biscuits à consommer pour obtenir un apport nutritionnel suffisant.

Quand utiliser les substituts de repas ?

• À la place d'un repas.
• Au lieu du grignotage habituel.
• Quand on a le frigidaire désespérément vide et la flemme de descendre faire les courses.
• Quand on n'a vraiment pas le temps d'acheter ou d'apporter quoi que ce soit au bureau, encore moins d'aller à la cantine !
• Après une période de fêtes ou de repas gastronomiques.

Où acheter les substituts de repas ?

Dans les grandes surfaces, dans les boutiques diététiques, dans les pharmacies et dans les boutiques de parapharmacie.

Existe-t-il une réglementation concernant les produits de substitution ?

Il existe une réglementation sur leur composition, mais elle date de 1977 et est insuffisante.

LES PRODUITS ALLÉGÉS

Pour des saveurs sucrées dans les aliments allégés, on utilise...

• Le fructose : très apprécié car il est métabolisé sans insuline. On le trouve dans les fruits, les baies. Il est plus sucrant que le saccharose.
• Le sorbitol : c'est un alcool qui n'a qu'un faible pouvoir sucrant.
• Le saccharose : il est très peu utilisé en diététique puisqu'il s'agit du sucre pur que l'on extrait de la betterave, de la canne à sucre ou de l'érable.
• La saccharine : dont le pouvoir édulcorant est jusqu'à 500 fois plus élevé que celui du saccharose.
• L'aspartam (composé de deux acides aminés : phénylalamine et aspartique). Il est jusqu'à 200 fois plus édulcorant que le saccharose.
• D'autres édulcorants : le xylitol et le mannitol utilisés en confiserie. Ils représentent 2,4 calories par gramme au lieu de 4 calories pour le sucre classique. Attention malgré tout à ne pas en exagérer la consommation.
• Il existe aussi les cyclamates, interdits en France mais encore employés dans certains pays.

Ils ont l'air alléchant et leur goût se rapproche des plats traditionnels. Leur apport calorique ne dépasse généralement pas 250 à 350 calories.
Il convient quand même de les compléter par un laitage, un fruit et une tranche de pain complet.
En effet, très peu de ces repas présentent au consommateur un équilibre alimentaire parfait. Ils manquent souvent de certaines vitamines ou de sels minéraux.

Comment obtient-on les produits allégés ?

Ils sont élaborés avec des viandes dégraissées (poulet sans peau, par exemple). Le gras est souvent remplacé par des amidons, des fibres ou des protéines végétales; certains plats par exemple sont allégés avec du tapioca, du maïs ou des algues... Parfois, si le goût est trop dénaturé, on ajoute des arômes artificiels et des agents de sapidité.

Les édulcorants, à l'instar des substituts de repas, sont à consommer intelligemment, c'est-à-dire sans excès, pour équilibrer l'apport calorique.

Il ne faut pas oublier qu'un produit pauvre en glucides peut être riche en lipides. Il est également connu que la saveur sucrée (qu'elle soit liée aux sucres normaux ou aux édulcorants) génère une sécrétion d'insuline plus ou moins importante; ce qui provoque une mise en appétit.

Attention donc à ne pas ingérer trop de produits édulcorés sous prétexte qu'ils sont moins caloriques car ils peuvent, dans certains cas extrêmes, vous amener à avoir faim et à manger avec excès.

LES PLANTES AU SERVICE DES FEMMES

Elles sont vendues le plus souvent sous forme de tisanes, gellules, ampoules ou poudres. Cependant, achetez de préférence les plantes sous forme naturelle et séchées plutôt que sous forme d'ampoules par exemple.

Voici les plantes que l'on trouve le plus couramment dans le commerce :

- Problèmes de digestion, de légère constipation : cure de 20 jours de câpre-capucine.
- Excès de poids général, fatigue, stress, digestion courte : cure de 20 jours de criste-marine.
- Ventre ballonné, troubles du transit intestinal : cure de 20 jours de bouillon blanc et infusion de mauve.
- Cellulite généralisée, rétention d'eau, sensibilité articulaire : cure de 21 jours de reine-des-prés.
- Cellulite localisée sur les cuisses, les hanches, tissus relâchés : cure de 28 jours de prêle.
- Jambes et chevilles gonflées, mauvaise circulation du sang : cure de 20 jours d'algues rouges et de ginkgo biloba.
- Surcharge sur le ventre et les hanches, problèmes digestifs, cholestérol : cure de 20 jours de feuilles d'artichaut.
- Surcharge sur le ventre, les cuisses et les hanches, troubles de la vésicule et du foie : cure de 20 jours de romarin.
- Surplus pondéral, troubles digestifs : cure de 60 jours de bardane.
- Cellulite et rétention d'eau : cure de 21 jours d'asperges.
- Jambes œdémiques, troubles urinaires, tissus infiltrés: cure de 20 jours de bruyère.
- Troubles digestifs, rhumatismaux, cardio-vasculaires: cure de 30 jours de bouleau.
- Préménopause, surcharge pondérale sur le ventre, les hanches, les jambes : cure de 15 jours par mois (durant 6 mois) de cassis.
- Surcharge pondérale généralisée, troubles de la thyroïde : cure de 21 jours d'algues fucus et de laminaires.
- Troubles du cycle féminin, surcharge au niveau du ventre : cure de 30 jours de racine de fenouil.

Important!

Ce qui est essentiel, c'est d'en assimiler la bonne dose, pendant une période bien déterminée.
Une dose trop faible est inefficace et une dose trop importante peut avoir des conséquences non souhaitées. Renseignez-vous bien!

Le point fort à se rappeler

Toute substance que nous ingérons a une influence sur notre corps, qu'elle soit bénéfique ou négative. Chaque individu réagit différemment et peut à tout moment manifester une réaction, quelle qu'elle soit : il convient d'être prudent au début et d'ingérer la dose de plantes en plus faible quantité qu'il n'est indiqué sur le mode d'emploi afin de tester vos réactions. N'hésitez pas à demander à votre médecin ce qu'il en pense.

Programme de votre première semaine

Quel souci que ce ventre relâché et ce confortable coussinet semblant s'installer au fil des ans ! Une fatalité ? Certes, non ! Vous pouvez y remédier en pratiquant tous les jours les exercices proposés.
Le secret ? Travaillez sur un **rythme rapide** pour éliminer, tout en surveillant votre **alimentation**.

> **Un ventre plat, c'est possible (sauf en cas d'obésité) avec :**

- la pratique d'exercices précis et variés intervenant dans un certain ordre chronologique ;
- une constance dans l'effort ;
- une hygiène alimentaire ;
- des auto-massages ;
- et si vous en avez la possibilité : une activité dynamique au moins une fois par semaine, comme le jogging, le step, le low-impact, le vélo...

Programme du lundi en 15 minutes

Détail des exercices dans les pages suivantes

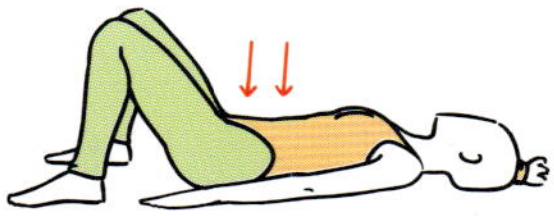

EXERCICE 1

Contractions abdominales.

Faire au minimum : 2 séries de 6 contractions de 5 secondes chacune.

Durée : 3 minutes.

30 secondes de récupération entre les exercices 1 et 2.

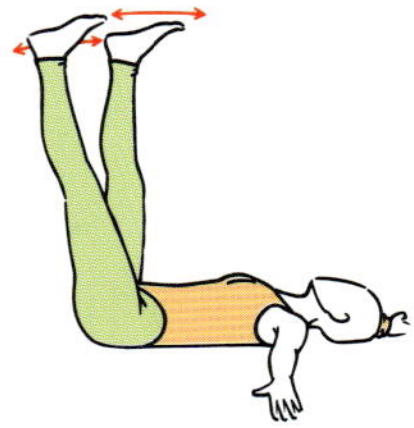

EXERCICE 2

Petits croisés des jambes tendues.

Faire au minimum : 2 séries de 15 croisés.

Durée : 3 minutes.

30 secondes de récupération entre les exercices 2 et 3.

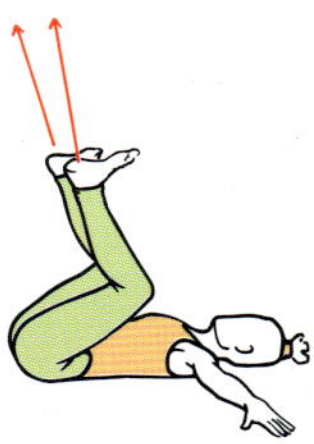

EXERCICE 3

Flexions et extensions des jambes écartées en contraction abdominale.

Faire au minimum : 2 séries de 10 contractions.

Durée : 3 minutes.

30 secondes de récupération entre les exercices 3 et 4.

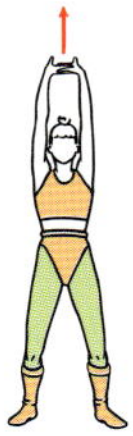

EXERCICE 4

Étirement vertébral.

Faire au minimum : 2 étirements de 6 secondes chacun.

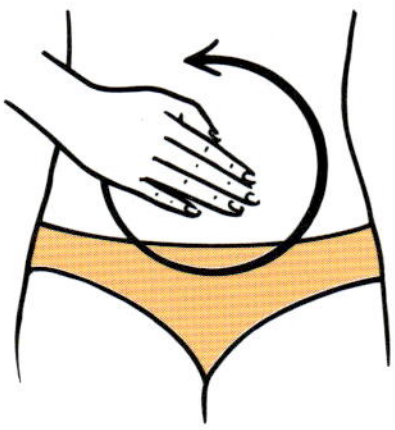

VOTRE AUTO-MASSAGE QUOTIDIEN

Massage du ventre en cercles (sous votre douche par exemple ou après les exercices).

Durée : 2 minutes.

À faire à n'importe quel moment de la journée.

EXERCICE 1

CONTRACTIONS ABDOMINALES

Comment le faire?

Allongée sur le dos.
Contractez vos muscles abdominaux pendant 6 ou 8 secondes.

Comment respirer?

Expirez par la bouche sur la contraction.

Combien de répétitions faut-il faire?

• Vous êtes sédentaire
Faites 2 séries de 6 contractions pendant 5 secondes.
Reposez-vous 1 minute entre les 2 séries.
Et si c'est trop difficile? Faites des contractions de 3 secondes.
• Vous êtes plus entraînée
Faites 2 séries de 8 contractions pendant 8 secondes.
Reposez-vous 30 secondes entre les deux séries.

INFO-FORME

Qu'est-ce que le cardio-training?
C'est une méthode d'entraînement qui a pour vocation d'améliorer l'endurance à l'effort aux niveaux cardiaque et pulmonaire. Le but n'est pas de prendre du volume musculaire mais d'acquérir une silhouette esthétique et de développer le système cardio-pulmonaire.
On trouve un espace cardio-training dans la plupart des salles de remise en forme avec : des vélos, des steppers, des tapis de course, des rameurs, des ridders. On s'entraîne en circuits.
Par exemple, un circuit d'entraînement de cardio-training de 45 minutes comprend :
- 10 minutes de vélo pour s'échauffer,
- 10 minutes de steppers (appareil à marches),
- 10 minutes de tapis de course,
- 5 minutes de rameur.
Les temps de repos varient de 2 à 5 minutes suivant chacun.
ATTENTION : ne pas pratiquer sans avis médical.

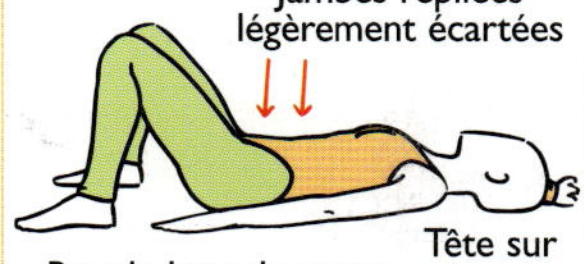

Placez vos talons assez près du bassin afin d'éviter toute cambrure lombaire.

Si vous n'avez pas fait de sport depuis longtemps

• Pensez à votre respiration pendant toute la durée de votre entraînement.
• Évitez de porter une tenue vestimentaire non appropriée.
• À la moindre gêne dorsale, adoptez la position allongée sur le dos sans relever le buste.
• Sachez que vous pouvez ainsi en toute sécurité pratiquer des flexions-extensions des jambes, des pédalages, des ciseaux et même des cercles.
• Travaillez sur un rythme régulier.
• Respectez les 30 secondes de récupération entre les exercices.
• Évitez toute lordose de la nuque.

EXERCICE 2

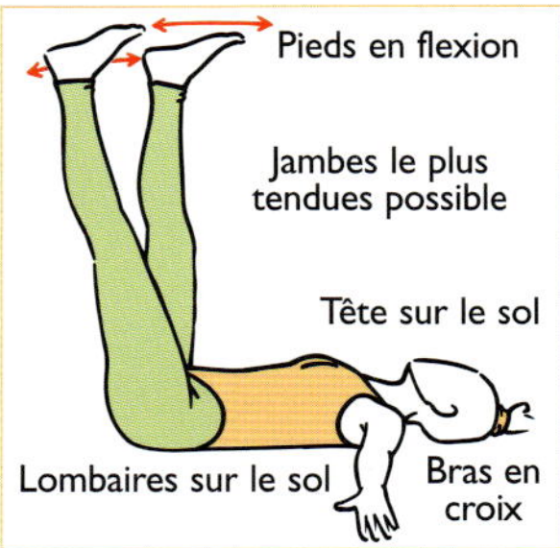

Ne descendez pas trop les jambes afin d'éviter toute cambrure lombaire.

Ne vous entraînez pas sans saler un minimum vos repas

Lorsque vous vous exercez, vous perdez du sel par la transpiration. Ce sel correspond à peu près à 33 % de la concentration en sels du sérum sanguin.
Aussi, soyez vigilante et consommez environ 1 gramme de sel par litre d'eau absorbé.
Une solution simple : boire de l'eau riche en minéraux comme Vichy Célestins, par exemple.

PETITS CROISÉS DES JAMBES TENDUES

Comment le faire ?

Allongée sur le dos.
Faites de petits croisés des jambes tendues.

Comment respirer ?

Expirez par la bouche en ramenant les jambes.

Combien de répétitions faut-il faire ?

• Vous êtes sédentaire
Faites 2 séries de 10 croisés à votre rythme.
Reposez-vous 1 minute entre les 2 séries.
Et si c'est trop difficile? Fléchissez un peu les jambes.
• Vous êtes plus entraînée
Faites 2 séries de 25 croisés sur un rythme tonique.
Reposez-vous 30 secondes entre les 2 séries.

INFO-FORME

Avant de vous lancer dans une activité sportive dynamique :
- faites faire un bilan médical ;
- pratiquez quelques tests simples d'évaluation de votre forme physique ;
- ne forcez pas dès la première séance ;
- prenez régulièrement votre pouls (surtout les premières semaines) ;
- diminuez progressivement votre rythme de travail durant le dernier quart d'heure ;
- surveillez votre rythme respiratoire ;
- ayez un entraînement régulier ;
- augmentez votre progression dans l'effort ;
- respectez les phases de récupération conseillées par les professionnels ;
- ne minimisez jamais un traumatisme en cas de choc physique.

EXERCICE 3

FLEXIONS ET EXTENSIONS DES JAMBES ÉCARTÉES EN CONTRACTION ABDOMINALE

Comment le faire?

Allongée sur le dos.
Faites des flexions-extensions des jambes écartées en contractant bien les muscles abdominaux à chaque élévation.

Comment respirer?

Expirez par la bouche à chaque élévation du bassin et des jambes.

Combien de répétitions faut-il faire?

• **Vous êtes sédentaire**
Faites 2 séries de 6 élévations à votre niveau.
Reposez-vous 1 minute entre les 2 séries.
Et si c'est trop difficile? Placez les mains sous les fessiers.
• **Vous êtes plus entraînée**
Faites 2 séries de 12 élévations assez lentes.
Reposez-vous 30 secondes entre les 2 séries.

INFO-SANTÉ

On parle toujours de lordose, de cyphose ou de scoliose de la colonne vertébrale, mais il existe d'autres traumatismes.
Avant de pratiquer une activité comme l'aérobic ou le jogging, demandez l'avis de votre médecin qui peut déconseiller la discipline en cas de dos plat avec disparition des courbures physiologiques, d'inversion ou d'accentuation de celles-ci, de raideur segmentaire localisée, etc.
Par exemple, une personne souffrant d'hyperlaxité ligamentaire doit plutôt commencer par faire un travail de renforcement musculaire généralisé ou localisé.
Les instabilités articulaires ne doivent pas non plus être ignorées, pas plus que les différences dans les dimensions des membres inférieurs.
Un sujet très raide, par exemple, doit d'abord assouplir ses articulations avant d'entreprendre toute acticité sportive.

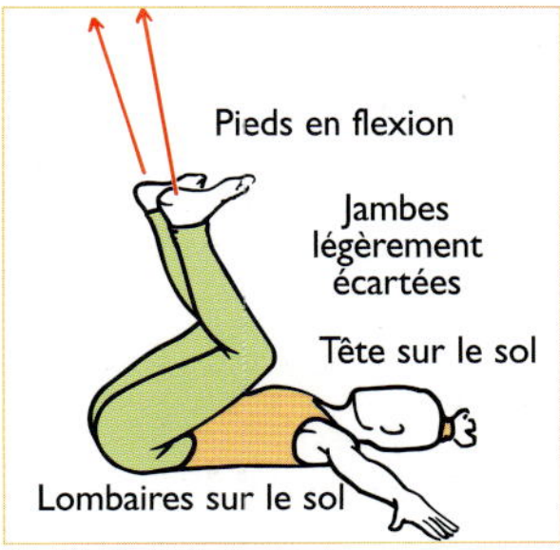

Ne laissez pas tomber lourdement votre bassin sur le sol : contrôlez bien la descente du corps.

Pourquoi ressent-on une douleur après 8 ou 10 mouvements?

Il s'agit simplement de l'apparition de l'acide lactique (acide-alcool, survenant lors de la fermentation des hexoses, sucres comme le glucose et le galactose, sous l'action des bactéries lactiques, et également lors de la décomposition du glycogène pendant la contraction musculaire).
En résumé : impossible de faire un effort soutenu pendant une période assez longue sans souffrir.
L'entraînement régulier peut cependant retarder l'apparition de la douleur.

EXERCICE 4

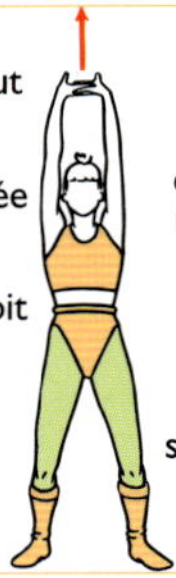

Si vous êtes très cambrée, rétroversez votre bassin (poussez le pubis vers l'avant) et maintenez cette position.

Minceur, régime et... longévité

Des études récentes ont prouvé qu'une alimentation peu abondante mais très équilibrée peut augmenter la durée de vie.
Il est cependant difficile de tenir un tel régime sans suivi médical permanent, car il faudrait peser entre 10 et 25 % de moins que son poids de forme.
Intéressantes ces études, mais réflexion faite, ne vaut-il pas mieux garder ces deux kilos de trop et l'esprit serein ?

ÉTIREMENT VERTÉBRAL

Comment le faire ?

Debout, doigts entrelacés au-dessus de la tête.
Étirez au maximum les bras (sans bouger les jambes) pendant 6 ou 8 secondes.

Comment respirer ?

Expirez par la bouche sur l'extension.

Combien de répétitions faut-il faire ?

• Vous êtes sédentaire
Faites 3 fois cet étirement pendant 6 secondes.
Décontractez-vous 10 secondes entre chaque posture.
Et si c'est trop difficile? N'hésitez pas à vous asseoir.
• Vous êtes plus entraînée
Faites 3 fois cet étirement pendant 8 secondes.
Décontractez-vous 30 secondes entre chaque posture.

INFO-SPORT

Comment bien récupérer après un jogging, une séance de marche rapide ou une longue promenade à vélo ?
L'effort a fait monter la températue du corps et il convient de la faire diminuer progressivement en réduisant l'intensité de l'action. (Ne prenez pas une douche tiède immédiatement : attendez un peu !) Hydratez-vous avec des eaux iodées bicarbonatées comme Vichy ou Badoit qui permettent de lutter contre l'acidose, état sanguin trop acide. Vous pouvez également prendre des boissons qui contiennent des glucides, afin que les muscles reconstituent leur stock de glycogène.
Si vous pratiquez ensuite une activité beaucoup plus douce, vous éliminez plus vite les toxines accumulées. Les massages sont également très bénéfiques.

MASSAGE DU VENTRE EN CERCLES

Comment le faire?

Debout ou assise, une main posée parfaitement à plat sur le ventre. Massez en larges cercles sans trop appuyer, sur un rythme régulier. Tournez dans le sens inverse des aiguilles d'une montre.

Comment respirer?

Optez pour une respiration la plus lente possible.

Combien de temps faut-il le faire?

Faites-le 1 à 2 minutes.

Avec quoi vous masser?

Vous pouvez utiliser votre gel douche pendant votre douche et votre huile pour le corps ensuite. Il est également possible d'utiliser un produit minceur ou anti-cellulite.

INFO-RELAX

Le massage ne procure pas seulement détente et plaisir, il joue également un rôle thérapeutique.
Le plus pratiqué est le massage holistique qui traite le corps dans sa globalité, et élimine stress et angoisse.
Les différentes techniques de base sont :
- les effleurages, manœuvres très superficielles qui ne traitent pas les muscles en profondeur. Les gestes s'effectuent en larges cercles sur l'ensemble du corps ;
- les pétrissages, utilisés après les effleurages qui comprennent les techniques d'étirement, de pétrissage et du palpé-roulé (repris par l'endermologie) ;
- les pressions appuyées qui utilisent les pouces, les talons des mains et la pulpe des doigts. Les pressions sont appliquées avec une intensité croissante ;
- la percussion qui regroupe la technique de hachure (percussion cubitale), le martèlement (percussion avec le poing fermé), le claquement et le pincement. Elle a pour le moins un effet stimulant!

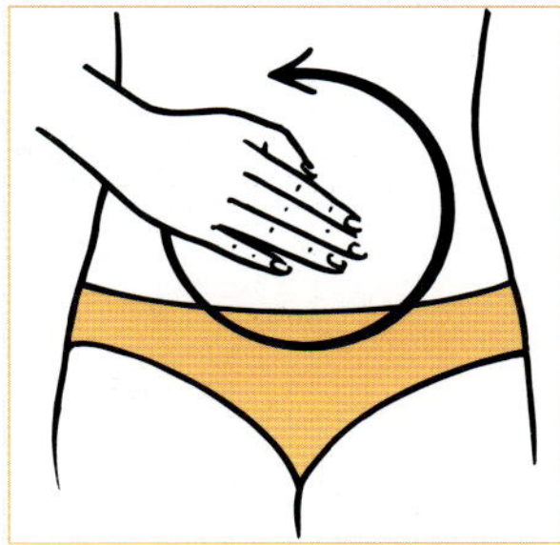

Ne rentrez pas les doigts dans la peau : conservez votre main parfaitement à plat.

Zones réflexes

Les Japonais nomment le ventre le «hara» et le considèrent comme le centre de toutes les énergies.
Pour les adeptes de la réflexologie, le pied se divise en «zones réflexes», régions reflétant toutes les fonctions organiques (reins, vessie). Les spécialistes traitent par pressions ou massages spécifiques ces différents points.

Programme du mardi en 15 minutes

Détail des exercices dans les pages suivantes

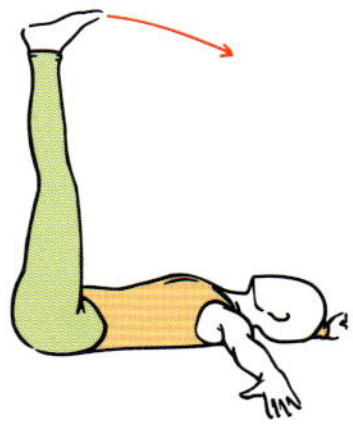

EXERCICE 1

Ramener vers soi les jambes serrées et tendues.

Faire au minimum : 2 séries de 10 répétitions.

Durée : 3 minutes.

30 secondes de récupération entre les exercices 1 et 2.

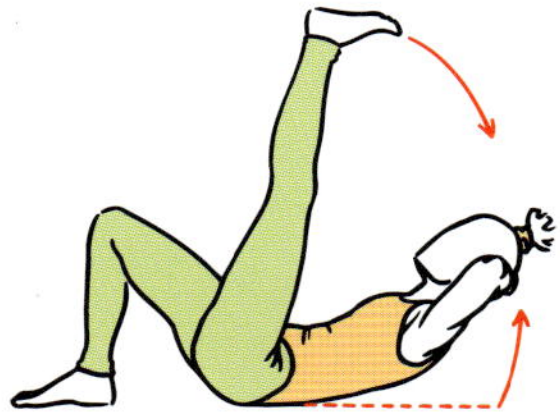

EXERCICE 2

Relevés du buste et ramenés d'une jambe vers le visage simultanément.

Faire au minimum : 2 séries de 12 mouvements.

Durée : 3 minutes.

30 secondes de récupération entre les exercices 2 et 3.

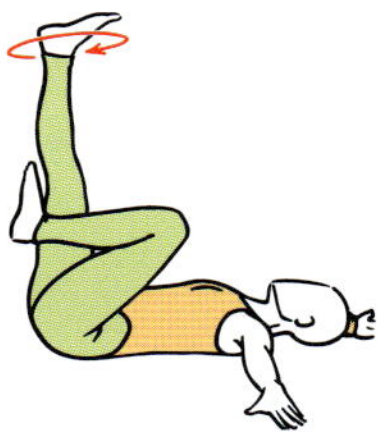

EXERCICE 3

Petits cercles d'une seule jambe.

Faire au minimum : 10 cercles de chaque jambe.

Durée : 3 minutes.

30 secondes de récupération entre les exercices 3 et 4.

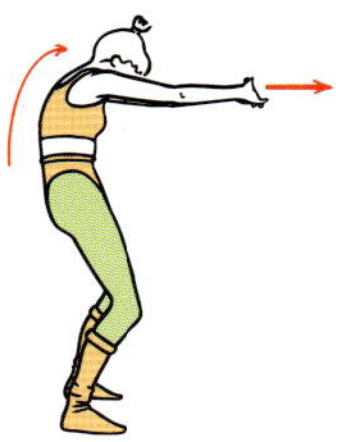

EXERCICE 4

Étirement des bras devant soi en arrondissant le dos.

Faire au minimum : 2 étirements de 6 secondes chacun.

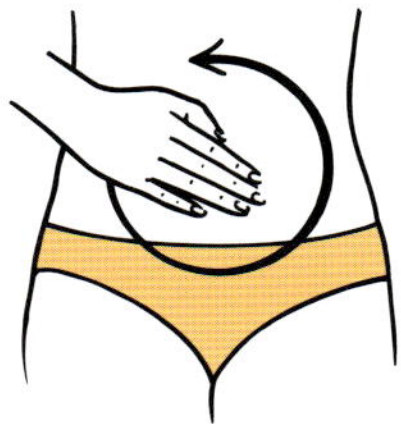

VOTRE AUTO-MASSAGE QUOTIDIEN

Massage du ventre en cercles (sous votre douche par exemple ou après les exercices).

Durée : 2 minutes.

A faire à n'importe quel moment de la journée.

EXERCICE 1 | bras - épaules

RAMENER VERS SOI LES JAMBES SERRÉES ET TENDUES

Comment le faire ?

Allongée sur le dos.
Ramenez les jambes tendues et serrées vers vous.

Comment respirer ?

Expirez par la bouche en ramenant les jambes vers vous.

Combien de répétitions faut-il faire ?

• **Vous êtes sédentaire**
Faites 2 séries de 10 répétitions à votre rythme.
Reposez-vous 1 minute entre chaque série.
Et si c'est trop difficile? Fléchissez les jambes.
• **Vous êtes plus entraînée**
Faites 2 séries de 20 répétitions sur un rythme lent.
Reposez-vous 30 secondes entre les 2 séries.

INFO-PHYSIO

Qu'appelle-t-on dette d'oxygène lors de la réalisation d'un effort?
À l'arrêt de toute activité physique, la consommation d'oxygène revient progressivement à son niveau initial (lorsque l'on est au repos).
La dette d'oxygène est la quantité d'oxygène consommée en surplus pendant cette période de réadaptation.
Ce volume d'oxygène supplémentaire reconstitue le stock d'oxygène dans les muscles et contribue à éliminer l'acide lactique (acide-alcool qui apparaît lors de la décomposition du glycogène pendant la contraction musculaire) qui sera transformé en eau et gaz carbonique ou employé pour resynthétiser du glycogène.
Cette dette est bien sûr directement proportionnelle à l'effort musculaire fourni et au déficit d'oxygène occasionné.

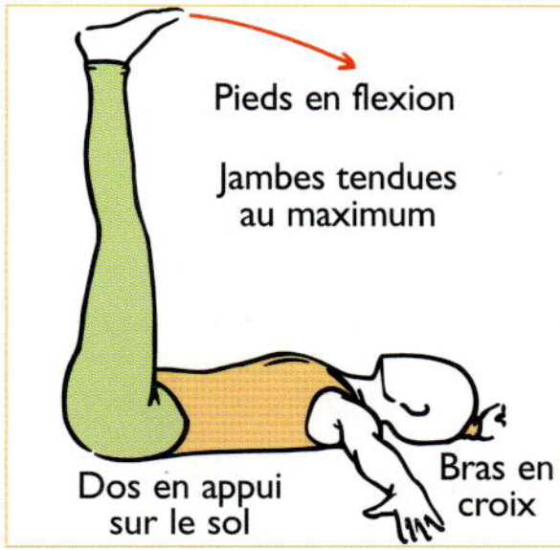

Évitez au maximum de fléchir les jambes car cela diminue fortement les bénéfices de l'exercice.

Le saviez-vous ?

Il existe actuellement sur le marché des chaussettes de récupération (BV sport) qui exercent une pression moyenne au niveau des mollets et permettent après l'entraînement d'améliorer la circulation de retour (à utiliser aussi en avion).
Elles agissent un peu comme le drainage lymphatique.

EXERCICE 2

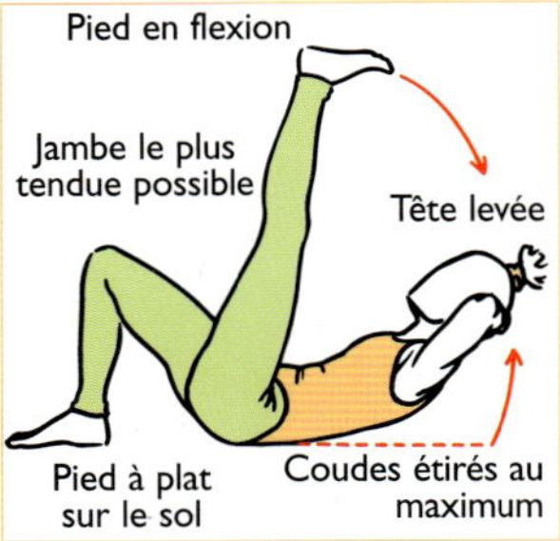

Évitez de décoller le talon en contact avec le sol.

Qu'appelle-t-on une obésité psychosomatique ?

C'est une obésité qui apparaît à la suite d'un choc ou d'un stress.
Il s'agit d'un manque de contrôle de la discipline alimentaire correspondant à une période d'hyperanxiété. La surcharge pondérale se situe au niveau de la paroi abdominale et de la taille. Une boulimie accompagnée d'anxiété, de fatigue, de ballonnements caractérise cette affection.
Si l'état du patient se dégrade, la masse graisseuse s'étend du haut vers le bas du corps.

RELEVÉS DU BUSTE ET RAMENÉS D'UNE JAMBE VERS LE VISAGE SIMULTANÉMENT

Comment le faire ?

Sur le dos, la jambe qui travaille à la verticale et l'autre fléchie. Rapprochez simultanément le haut du corps et la jambe tendue.

Comment respirer ?

Expirez par la bouche en ramenant les jambes et le buste simultanément.

Combien de répétitions faut-il faire ?

- **Vous êtes sédentaire**

Faites 12 mouvements avec la jambe gauche à votre rythme.
Reposez-vous 1 minute.
Faites 12 mouvements avec la jambe droite.
Et si c'est trop difficile? Faites l'exercice avec les pieds en appui sur le sol, les jambes fléchies.

- **Vous êtes plus entraînée**

Faites 2 séries de 20 ramenés sur un rythme lent en contrôlant dos et jambes au maximum.
Reposez-vous 30 secondes entre les 2 séries.

INFO-BEAUTÉ

Les vergetures du ventre
Elles apparaissent le plus souvent lors des prises de poids rapides lorsque la peau se distend. Parfois, certains traitements hormonaux peuvent également les faire apparaître.
Aujourd'hui, aucune solution vraiment satisfaisante n'existe. Les crèmes anti-vergetures sont inefficaces et les textures à base de vitamine A les estompent seulement.
En chirurgie esthétique, la micro-dermabrasion aux micro-cristaux d'alumine, par exemple, peut éventuellement aider à diminuer les vergetures.

EXERCICE 3

PETITS CERCLES D'UNE SEULE JAMBE

Comment le faire ?

Sur le dos, une jambe tendue à la verticale, l'autre jambe repliée. Faites des cercles de la jambe tendue.

Comment respirer ?

Expirez par la bouche lorsque la jambe revient vers le visage.

Combien de répétitions faut-il faire ?

• **Vous êtes sédentaire**

Faites le plus lentement possible 10 cercles de la jambe gauche dans un sens, puis dans l'autre.

Reposez-vous 1 minute.

Recommencez avec la jambe droite.

Et si c'est trop difficile ? Fléchissez un peu la jambe active.

• **Vous êtes plus entraînée**

Faites le plus lentement possible 20 cercles de la jambe gauche dans un sens puis dans l'autre.

Reposez-vous 30 secondes. Recommencez avec la jambe droite.

INFO-ANATOMIE

De quoi est donc composé notre corps ?

Il est composé de corps simples : oxygène, carbone, azote, hydrogène, sodium, potassium, calcium, chlore, soufre, phosphore...

Ces composants forment des molécules.

Le corps humain est formé de 70 % d'eau, de protides, de lipides, de glucides, de bicarbonate de potassium, de chlorure de sodium, de chlorure de potassium, etc.

Le «protoplasme» constitue l'ensemble de la substance vivante de cette composition extrêmement complexe. Il est divisé en cellules. L'être humain est ainsi un être «pluricellulaire».

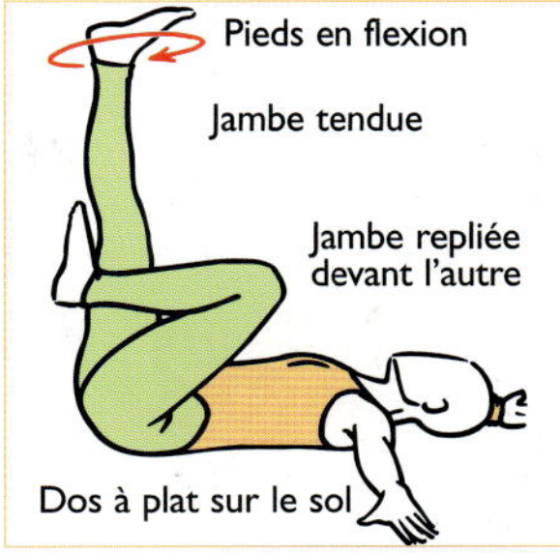
Pieds en flexion
Jambe tendue
Jambe repliée devant l'autre
Dos à plat sur le sol

Faites des cercles réguliers de moyenne amplitude sur un rythme constant.

Que penser des cours collectifs d'abdo-fessiers ?

Ce sont la plupart du temps des séances très bénéfiques pour la silhouette.

Ces cours doivent comporter :

- un échauffement progressif ;

- une diversité d'exercices ;

- des précisions sur la respiration ;

- des étirements (entre les exercices spécifiques ou à la fin du cours) ;

- un retour au calme.

Ils s'adressent à toutes car il suffit de s'arrêter pour récupérer en cas de rythme trop soutenu.

EXERCICE 4

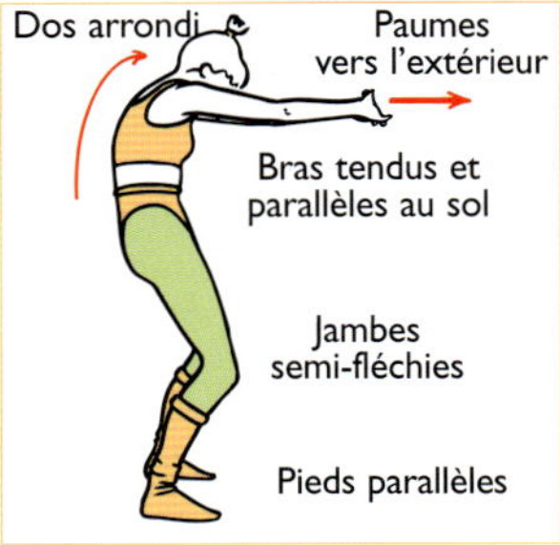

Gardez vos bras bien parallèles au sol : évitez de les abaisser progressivement.

Qu'est-ce que la gymnastique suédoise ?

C'est une méthode structurée et analytique dont les exercices ont une action directe sur le système circulatoire, respiratoire et digestif. Les mouvements se réalisent à partir des positions à genoux, couché, debout, assis, suspendu à un escalier ou maintenu à un partenaire. Son créateur est Pierre Ling (1776-1839).

ÉTIREMENT DES BRAS DEVANT SOI EN ARRONDISSANT LE DOS

Comment le faire ?

Debout.
Étirez au maximum les bras devant vous en arrondissant le dos au maximum pendant 6 ou 8 secondes.

Comment respirer ?

Expirez très lentement par la bouche.

Combien de répétitions faut-il faire ?

• **Vous êtes sédentaire :**
Faites 2 postures de 6 secondes chacune.
Décontractez-vous 30 secondes entre chaque posture.
Et si c'est trop difficile ? Asseyez-vous pour réaliser l'exercice.
• **Vous êtes plus entraînée :**
Faites 2 postures de 8 secondes chacune.
Décontractez-vous 30 secondes entre chaque posture.

INFO-CULTURE

Les premiers jeux Olympiques...
Ils débutent à Olympie par une simple course. Le stade avait la forme d'un U, mesurait 192, 27 m et pouvait contenir une vingtaine de coureurs. Ainsi de 776 à 393 av. J.-C. se déroulèrent tous les quatre ans des jeux particulièrement remarquables.
Ces manifestations étaient l'occasion d'interrompre momentanément les discordes entre les différentes cités.
Le programme des Jeux avec un cérémonial bien précis apparut dès 520 av. J.-C. Des cérémonies religieuses précédaient les compétitions sportives sous forme de cantiques et de prières.
Les Jeux se composaient :
- d'une course de vitesse appelée *dromos* et qui correspondait à une longueur de stade ;
- d'une course de demi-fond appelée *draulos* qui correspondait à deux longueurs de stade ;
- d'une course de fond de 7,12 km ou 24 longueurs de stade.

VOTRE AUTO-MASSAGE

MASSAGE DU VENTRE EN CERCLES

Comment le faire ?

Debout ou assise, une main posée parfaitement à plat sur le ventre. Massez en larges cercles sans trop appuyer, sur un rythme régulier. Tournez dans le sens inverse des aiguilles d'une montre.

Comment respirer ?

Optez pour une respiration la plus lente possible.

Combien de temps faut-il le faire ?

Faites-le 1 à 2 minutes.

Avec quoi vous masser ?

Vous pouvez utiliser votre gel douche pendant votre douche et votre huile pour le corps ensuite. Il est également possible d'utiliser un produit minceur ou anti-cellulite.

INFO-RELAX

Un massage stimulant (à base de percussions), réalisé la veille d'un footing par exemple, vous prépare de façon étonnante à l'effort.
Attention : restez allongée une demi-heure après la séance.

Les massages relaxants (à base d'effleurages et de pétrissages) activent l'élimination des déchets accumulés dans les tissus pendant l'effort physique et assurent une décontraction musculaire maximale. Effectuez de préférence ces derniers après une douche chaude.
Attention : soyez vigilante pour les massages des zones musculaires douloureuses.

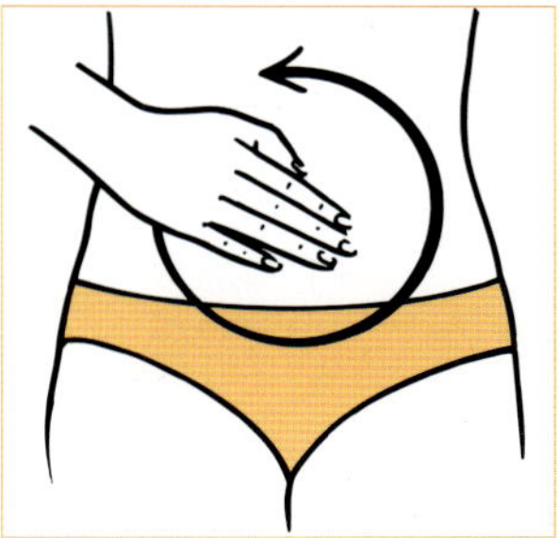

Ne rentrez pas les doigts dans la peau : conservez votre main parfaitement à plat.

Faut-il diminuer la quantité de nourriture après un certain âge ?

Non ! Un retraité ayant toujours une activité physique journalière devra avoir une alimentation adaptée à ses dépenses. Il est bien évident qu'il n'aura plus le même appétit qu'à 20 ans mais il ne devra en aucune façon se restreindre au point d'avoir une alimentation hypocalorique.
Après 70 ans, les besoins en énergie correspondent à 70 % de ceux d'un adulte de 30 ans. Par exemple, pour un homme actif non sportif de 70 ans, cela correspond à peu près à 2 100 calories. Après un certain âge, les nutriments sont plus difficilement absorbés, et il convient souvent d'augmenter les aliments minéralisés, vitaminés et protéinés car la faculté de stockage du corps diminue.

Programme du mercredi en 15 minutes

Détail des exercices dans les pages suivantes

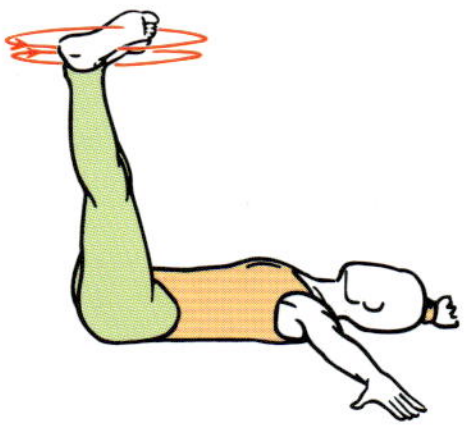

EXERCICE 1

Petits cercles simultanés avec les jambes tendues et écartées.

Faire au minimum : 2 séries de 12 cercles.

Durée : 3 minutes.

30 secondes de récupération entre les exercices 1 et 2.

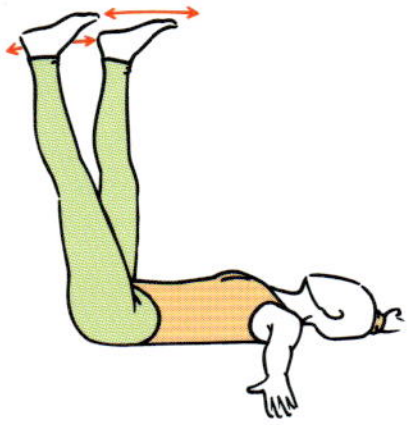

EXERCICE 2

Petits battements des jambes tendues.

Faire au minimum : 2 séries de 20 battements.

Durée : 3 minutes.

30 secondes de récupération entre les exercices 2 et 3.

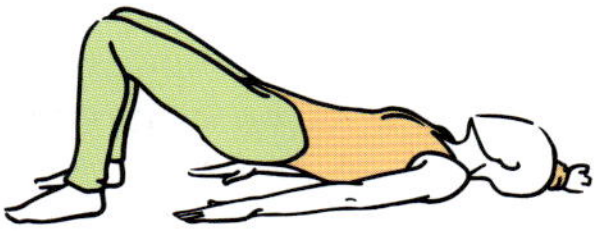

EXERCICE 3

Soulever le bassin en contractant le ventre et les fessiers.

Faire au minimum : 2 séries de 10 élévations.

Durée : 3 minutes.

30 secondes de récupération entre les exercices 3 et 4.

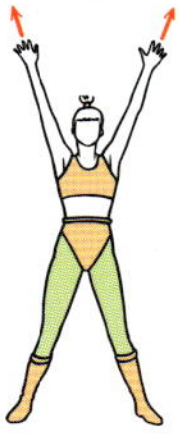

EXERCICE 4

Étirement général du corps.

Faire au minimum : 3 postures de 6 secondes chacune.

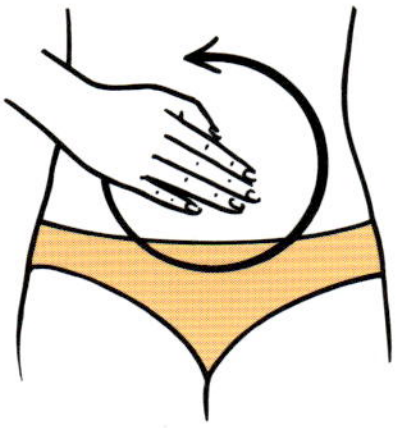

VOTRE AUTO-MASSAGE QUOTIDIEN

Massage du ventre en cercles (sous votre douche par exemple ou après les exercices).

Durée : 2 minutes.

À faire à n'importe quel moment de la journée.

EXERCICE 1

PETITS CERCLES SIMULTANÉS AVEC LES JAMBES TENDUES ET ÉCARTÉES

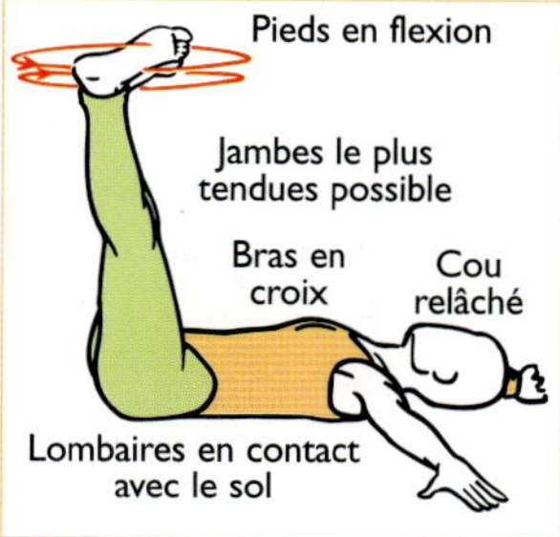

Comment le faire ?

Allongée sur le dos, les jambes à la verticale.
Faites de petits cercles simultanés de jambes.

Comment respirer ?

Expirez par la bouche lorsque les jambes reviennent vers vous.

Combien de répétitions faut-il faire ?

• Vous êtes sédentaire

Faites 2 séries de 12 cercles avec les deux jambes dans un sens, à votre rythme. Reposez-vous 1 minute.
Recommencez dans l'autre sens.
Et si c'est trop difficile ? Placez vos poings sous vos fessiers et ramenez au maximum les jambes vers vous en les fléchissant un peu.

• Vous êtes plus entraînée

Faites 2 séries de 20 cercles sur un rythme lent.
Reposez-vous 30 secondes.
Recommencez dans l'autre sens.

INFO-SPORT

Quelques rumeurs

• On doit porter des vêtements en fibres synthétiques ou une sudisette pour augmenter la transpiration et mincir pendant la séance de jogging ou de vélo.
Faux ! Cette pratique entraîne surtout une hyperthermie (coup de chaleur) néfaste et n'a jamais fait maigrir !

• Boire beaucoup en s'exerçant assure une bonne performance.
Faux ! Cela provoque surtout une déshydratation.

• Pour maigrir, il faut faire du sport en supprimant tout ce qui fait grossir (féculents, pâtes, etc.).
Faux ! Cela crée un total déséquilibre aboutissant à l'épuisement des réserves énergétiques.

• Une alimentation très riche en viandes donne de la force.
Faux ! Il en résulte surtout une réserve importante de toxines.

Faites des cercles bien symétriques sans trop décoller du sol la région lombaire.

Quels sont les signaux d'alarme à surveiller en cas d'efforts trop intenses pour l'organisme ?

Si vous faites par exemple un footing alors que vous êtes fatiguée, certains signes comme des sueurs froides, des frissons, ou une gêne musculaire (sensation d'une petite pointe douloureuse), peuvent constituer des signes avant-coureurs de malaises.
De même, une ampoule ou une égratignure doivent impérativement être désinfectées au retour de l'entraînement, car leur inflammation peut mettre fin à votre activité sportive.

EXERCICE 2

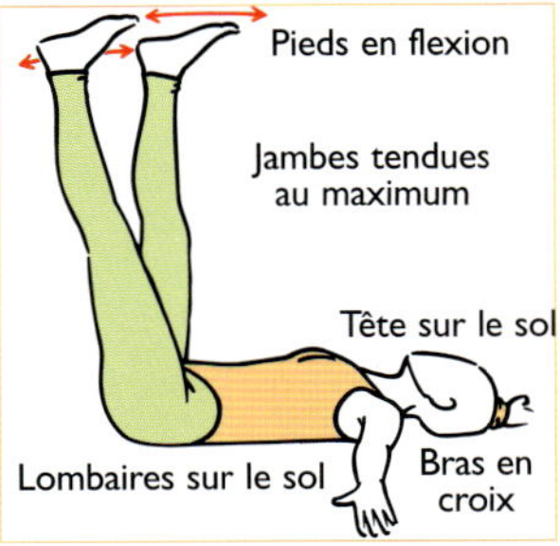

Évitez de descendre les jambes vers l'arrière et de les fléchir!

Dos et culture physique

La dorsalgie a souvent pour cause le manque d'activité physique.
En conséquence, il importe de pratiquer des exercices spécifiques pour renforcer la masse musculaire.
La lombalgie survient le plus souvent à la suite d'un effort et se traduit par une douleur assez intense (et qui peut d'ailleurs devenir chronique).
La dorsalgie concerne le haut du dos (le plus souvent la partie entre les omoplates).
Les mauvaises positions et le stress peuvent également générer ce type de douleur.
Alors pensez-y : asseyez-vous le dos droit!

PETITS BATTEMENTS DES JAMBES TENDUES

Comment le faire?

Allongée sur le dos, jambes à la verticale.
Faites des battements de jambes.

Comment respirer?

Expirez par la bouche un battement sur 2 ou sur 4.

Combien de répétitions faut-il faire?

• **Vous êtes sédentaire :**
Faites 2 séries de 20 battements de jambes à votre rythme.
Reposez-vous 1 minute entre chaque série.
Et si c'est trop difficile? Fléchissez les jambes et reposez-vous tous les 6 battements.
• **Vous êtes plus entraînée :**
Faites 2 séries de 30 battements de jambes sur un rythme assez dynamique.
Reposez-vous 30 secondes entre chaque série.

INFO-PHYSIOLOGIE

Le glycogène
C'est un glucide complexe – issu du sucre – constituant la principale réserve de glucose dans le foie et les muscles.
Il faut distinguer :
- le glycogène hépatique (le corps en comprend environ 150 à 200 g) qui passe par le sang pour nourrir le cerveau ;
- le glycogène musculaire (le corps en comprend environ 300 à 400 g).
L'organisme met 6 à 8 heures pour constituer sa réserve de glycogène.
En fonction de ces données, on comprend l'erreur de certains régimes qui suppriment tout apport de glucides, privant ainsi le corps de sa capacité à répondre correctement à un effort physique.
Il n'est pas nécessaire de trop s'alimenter avant une séance de jogging : un dîner de pâtes (glucides lents) la veille, par exemple, suffit amplement à fournir l'énergie nécessaire à l'épreuve du lendemain.

EXERCICE 3

SOULEVER LE BASSIN EN CONTRACTANT LE VENTRE ET LES FESSIERS

Comment le faire ?

Allongée sur le dos, jambes repliées, bras le long du corps.
Élevez le bassin assez haut en contractant les abdominaux et les fessiers.
Redescendez-le sans prendre appui sur le sol.

Comment respirer ?

Expirez par la bouche en élevant le bassin.

Combien de répétitions faut-il faire ?

• **Vous êtes sédentaire**
Faites 2 séries de 10 élévations lentes du bassin.
Reposez-vous 1 minute entre les deux séries.
Et si c'est trop difficile? Reposez votre bassin sur le sol à chaque fois.

• **Vous êtes plus entraînée**
Faites 2 séries de 15 élévations lentes du bassin.
Reposez-vous 30 secondes entre chaque série.

INFO-HISTOIRE

La gym au Moyen Âge
Au VIe siècle, les adolescents s'adonnent à l'art militaire essentiellement basé sur le maniement des armes bien sûr, mais aussi sur la course, la natation, l'équitation et le tir à l'arc. L'entraînement à toutes ces disciplines est intense et relativement structuré.
Des jeux s'instaurent peu à peu autour de ces disciplines.
Les activités en plein air sont particulièrement prisées.
Un point important : les jeunes filles ne sont pas exclues des festivités et montent elles aussi à cheval.
Toutefois, des activités plus spécifiques telles que le lancer de javelot ou la chasse au sanglier sont réservées à la noblesse.
A cette époque, l'éducation physique est prodiguée très tôt. Les jeunes gens s'y adonnent dès leur septième année.

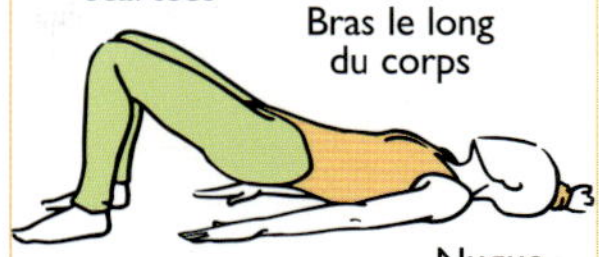

Contractez en priorité le ventre.

Gym et sommeil

**Une évidence : chacun a un besoin de sommeil d'une durée variable.
Le principal est de dormir le temps nécessaire pour éviter une fatigue chronique, et même des troubles psychologiques.
Des études ont démontré que l'activité physique d'endurance régulière a un effet bénéfique sur le sommeil. Mais attention !
Ne vous trompez pas d'activité sportive. En effet, un sport trop dynamique (aérobic, sport de combat, danse, etc.) empêche de dormir.**

EXERCICE 4

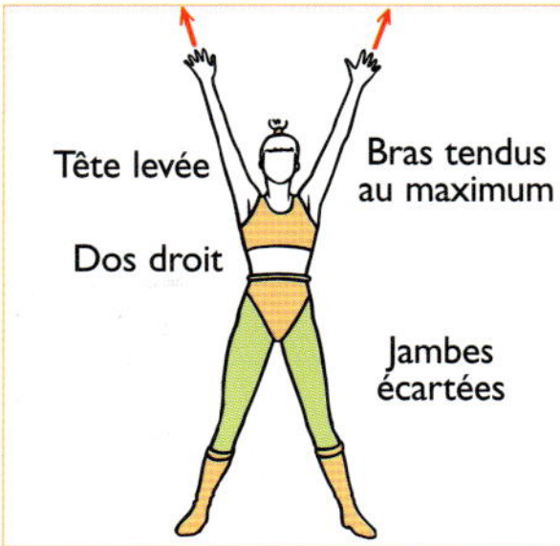

Si vous êtes très cambrée, rétroversez votre bassin (poussez le pubis vers l'avant) et maintenez cette position.

Le Tai-Chi-Chuan

Le Tai-Chi-Chuan (appelé aussi *Taiji Quan*) est d'origine chinoise et considéré comme un art martial.
Il a pour but de tonifier et d'assouplir les muscles, mais également de conférer une force morale. Il serait apparu au XIIIe siècle mais certains prétendent que ses origines sont plus lointaines.
Aujourd'hui, on le pratique comme une gymnastique composée de mouvements de bras, de pieds, de jambes, qui s'enchaînent sur des postures d'équilibre. On se déplace en tournant.
Cette discipline n'exerce que fort peu la sangle abdominale.

ÉTIREMENT GÉNÉRAL DU CORPS

Comment le faire ?

Debout, bras et jambes écartés.
Étirez au maximum votre corps vers le haut en appui sur les orteils.
Maintenez la posture 6 ou 8 secondes.
Reposez les talons sur le sol en vous relâchant pendant 5 secondes avant de recommencer.

Comment respirer ?

Expirez très lentement par la bouche pendant la posture.

Combien de répétitions faut-il faire ?

- **Vous êtes sédentaire**

Faites 3 postures de 6 secondes.
Et si c'est trop difficile? Gardez les talons sur le sol.

- **Vous êtes plus entraînée**

Faites 3 postures de 8 secondes.

INFO-STRETCHING

Il existe 5 formes basiques de stretching :
• la «*Passive Lift and Hold*» consiste en une traction passive et un maintien de la posture.
• la méthode «P.N.F» (*proprioceptive neuromuscular facilitation*) s'exerce à deux.
• la «*Ballistic and Hold*» (balancer et maintenir la position).
• la *Relaxation Method* (méthode de relaxation). L'un des deux partenaires étire l'articulation de l'autre.
• le «*Prolonged Stretching*» (stretching prolongé). L'un des deux partenaires étire jusqu'au maximum l'articulation de l'autre.
Dans le cadre de cours collectifs, c'est le plus souvent la méthode simple issue du Hatha-Yoga qui est enseignée. Elle consiste à étirer progressivement un groupe musculaire, à maintenir la posture entre 6 et 10 secondes et à relâcher en douceur. Elle révèle l'importance de la respiration dont l'aisance est une condition du maintien de la posture.

VOTRE AUTO-MASSAGE

MASSAGE DU VENTRE EN CERCLES

Comment le faire ?

Debout ou assise, une main posée parfaitement à plat sur le ventre. Massez en larges cercles sans trop appuyer, sur un rythme régulier. Tournez dans le sens inverse des aiguilles d'une montre.

Comment respirer ?

Optez pour une respiration la plus lente possible.

Combien de temps faut-il le faire ?

Faites-le 1 à 2 minutes.

Avec quoi vous masser ?

Vous pouvez utiliser votre gel douche pendant votre douche et votre huile pour le corps ensuite. Il est également possible d'utiliser un produit minceur ou anti-cellulite.

INFO-RELAX

Abdomen et respiration

Les yogis avertis ne commencent jamais une journée sans effectuer quelques exercices respiratoires précis pour fortifier le *hara* (zone située au-dessous du nombril).

Amusez-vous à réaliser cet exercice et à tester s'il vous calme ou vous met en forme :

1. Asseyez-vous en tailleur.
2. Placez votre main gauche sur le ventre en inspirant par le nez pendant 5 secondes.
3. Bloquez votre souffle pendant 5 secondes.
4. Expirez doucement, ventre serré.

À répéter au moins 3 fois.

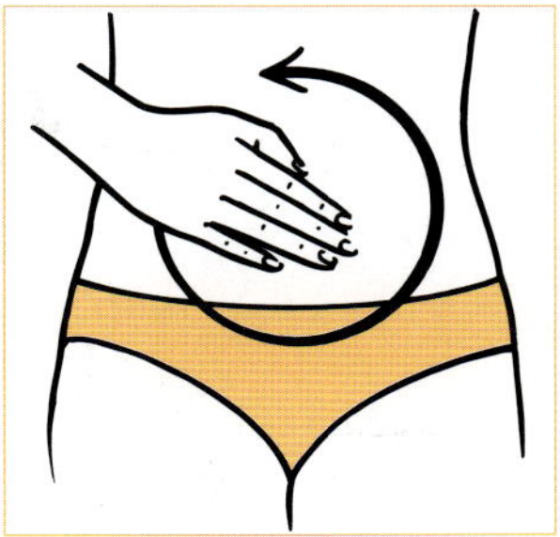

Ne rentrez pas les doigts dans la peau : conservez votre main parfaitement à plat.

Important

N'ayez jamais froid en vous exerçant. Transpirez plutôt dans une pièce trop chauffée, contrairement à l'opinion toute faite selon laquelle il faut s'entraîner par 16 ou 17 °C de température ambiante.

Programme du jeudi en 15 minutes

Détail des exercices dans les pages suivantes

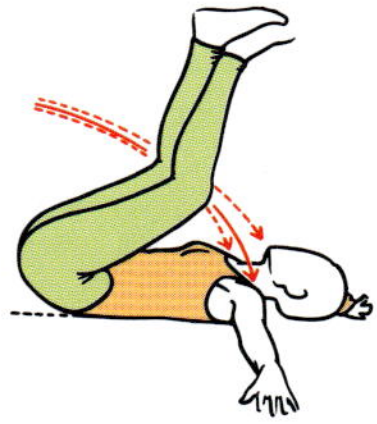

EXERCICE 1

Ramener vers soi les jambes semi-fléchies à droite, au centre, puis à gauche.
Faire au minimum : 18 mouvements.
Durée : 3 minutes.
30 secondes de récupération entre les exercices 1 et 2.

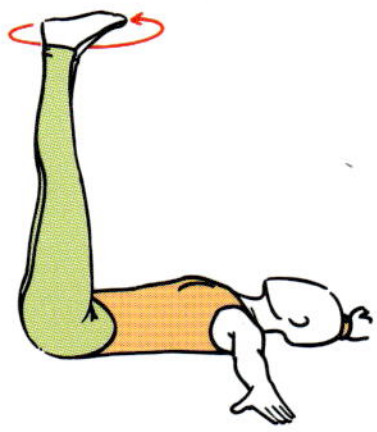

EXERCICE 2

Petits cercles des jambes tendues et serrées.
Faire au minimum : 2 séries de 8 dans un sens puis dans l'autre.
Durée : 3 minutes.
30 secondes de récupération entre les exercices 2 et 3.

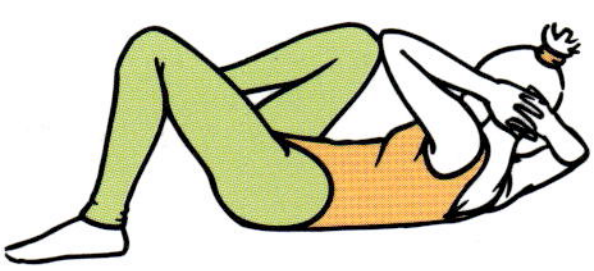

EXERCICE 3

Toucher le genou avec le coude opposé.
Faire au minimum : 2 séries de 12 ramenés coude-genou.
Durée : 3 minutes.
30 secondes de récupération entre les exercices 3 et 4.

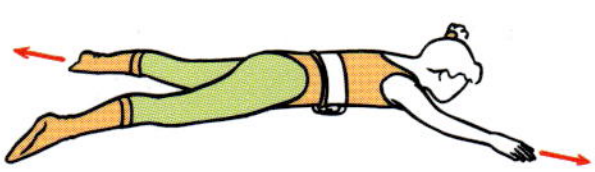

EXERCICE 4

Étirement des bras et des jambes opposés.
Faire au minimum : 4 étirements opposés de 8 secondes chacun.

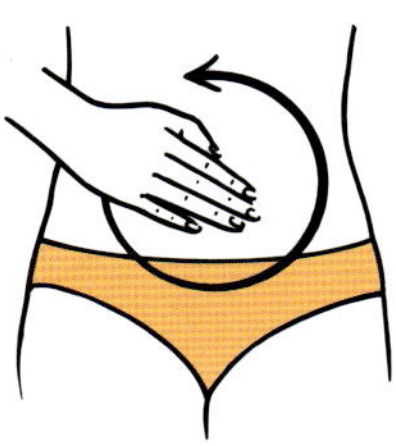

VOTRE AUTO-MASSAGE QUOTIDIEN

Massage du ventre en cercles (sous votre douche par exemple ou après les exercices).
Durée : 2 minutes.
À faire à n'importe quel moment de la journée.

EXERCICE 1

RAMENER VERS SOI LES JAMBES SEMI-FLÉCHIES À DROITE, AU CENTRE, PUIS À GAUCHE

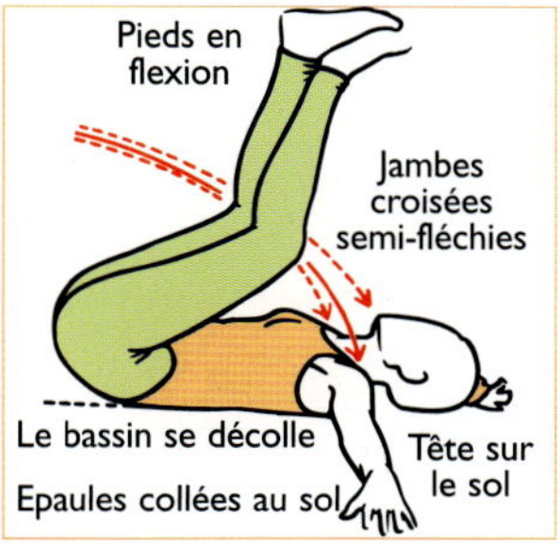

Comment le faire ?

Allongée sur le dos, les jambes à la verticale.
Ramenez les jambes vers vous à droite, au centre, à gauche, en alternance.

Comment respirer ?

Expirez par la bouche en ramenant vos jambes vers vous.

Combien de répétitions faut-il faire ?

• **Vous êtes sédentaire**
Faites 18 ramenés de jambes vers vous, à votre rythme.
Et si c'est trop difficile? Ne faites pas les mouvements à gauche ni à droite. Ramenez seulement les jambes vers vous en les fléchissant un peu.

• **Vous êtes plus entraînée**
Faites 27 ramenés de jambes vers vous sur un rythme assez lent, en contrôlant bien les mouvements.

INFO-FORME

Choisissez la bonne position assise !
S'asseoir continuellement dans une mauvaise position nuit au dos, mais également à tous les organes. Les déformations vertébrales finissent par causer une gêne, voire une douleur, qui rendent les gestes du quotidien pénibles, et qui peuvent interdire la pratique sportive.
Aussi, optez pour une position assise genoux serrés, les mollets bien à la verticale, les pieds à plat sur le sol et, bien sûr... le dos droit.
Certaines femmes s'asseoient les genoux serrés avec les pieds écartés : cela nuit aux articulations des hanches et des genoux (surtout au niveau ligamentaire).
De plus, ne posez pas vos gros sacs sur vos cuisses : cela coupe la circulation sanguine et favorise les problèmes de varices.

Faites bien revenir vos jambes à la verticale à chaque fois.

Êtes-vous boulimique ?

Peut-être le pensez-vous, mais ce n'est pas parce que l'on grignote toute la journée ou que l'on n'arrête pas de manger le soir en rentrant du travail que l'on est boulimique !
La vraie crise de boulimie est souvent précédée d'une grande sensation de faim qu'il faut impérativement satisfaire. Elle survient souvent à la suite d'une contrariété.
La vraie boulimique choisit de préférence des aliments extrêmement nourrissants et souffre de remords une fois la crise passée. Elle se fait fréquemment vomir après chaque crise.
Une constatation : la plupart des boulimiques sont minces !

EXERCICE 2 | taille - dos

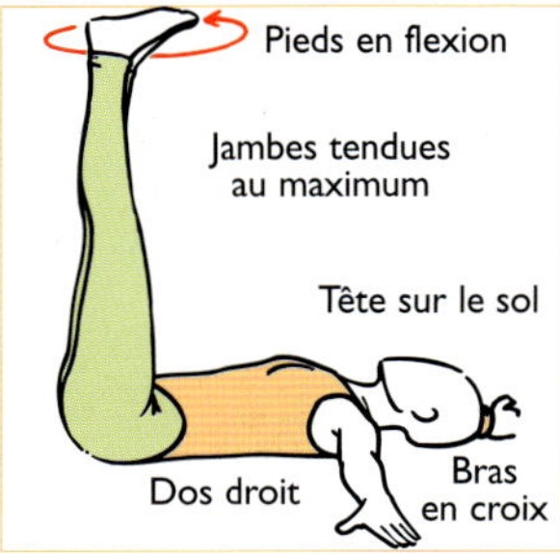

N'hésitez pas à mettre vos mains sous vos hanches pour soulever votre bassin si vous ressentez le moindre inconfort dorsal.

Quelques conseils

• N'hésitez pas à allonger le temps de récupération entre les exercices si vous en ressentez le besoin plutôt que de commencer un exercice en état d'insuffisance respiratoire.

• Il est déconseillé de forcer sur un effort physique pendant une période de faiblesse.

• Hydratez-vous par petites quantités durant l'entraînement.

• Ne travaillez pas en apnée; votre activité respiratoire doit être constante.

PETITS CERCLES DES JAMBES TENDUES ET SERRÉES

Comment le faire?

Allongée sur le dos.
Faites des cercles des jambes tendues et serrées à la verticale.

Comment respirer?

Expirez par la bouche lorsque vos jambes reviennent près du visage.

Combien de répétitions faut-il faire?

• Vous êtes sédentaire
Faites 2 séries de 10 cercles dans un sens, puis 2 séries de 10 cercles dans l'autre, sur un rythme lent.
Reposez-vous 1 minute entre chaque série.
Et si c'est trop difficile? Faites des cercles plus petits en fléchissant les jambes.

• Vous êtes plus entraînée
Faites 2 séries de 15 cercles dans un sens puis 2 séries de 15 cercles dans l'autre, sur un rythme lent.
Reposez-vous 30 secondes entre chaque série.

INFO-SANTÉ

Les biorythmes
Notre corps est réglé par une horloge biologique interne. On distingue les biorythmes physiques, intellectuels ou émotionnels. Chaque individu possède des plages énergétiques avec des durées qui lui sont propres et est régi par trois cycles :
- le cycle de santé qui dure 23 jours ;
- le cycle émotionnel qui dure 28 jours ;
- le cycle intellectuel qui dure 33 jours.

Ces trois cycles forment ce que l'on appelle les biorythmes. Chaque cycle comporte trois phases : une partie d'énergie positive, une partie d'énergie intermédiaire, une partie d'énergie négative. Si vous vous entraînez régulièrement, notez les dates où vous vous sentez vraiment en forme afin d'établir votre propre calendrier rythmique. Cela vous permettra d'intensifier vos séances d'entraînement aux périodes favorables et de progresser en toute sécurité.

EXERCICE 3

TOUCHER LE GENOU AVEC LE COUDE OPPOSÉ

Comment le faire ?

Allongée sur le dos, jambes écartées et fléchies. Touchez le genou gauche avec le coude droit, puis inversez.

Comment respirer ?

Expirez par la bouche à chaque relevé genou-coude (ou une fois sur deux).

Combien de répétitions faut-il faire ?

• **Vous êtes sédentaire**

Faites 2 séries de 12 ramenés genou-coude.
Reposez-vous 1 minute entre chaque série.
Et si c'est trop difficile? Ne cherchez pas à faire se toucher le genou et le coude : contentez-vous de faire de tout petits relevés.

• **Vous êtes plus entraînée**

Faites 2 séries de 20 ramenés genou-coude, en essayant de prendre peu ou pas de temps de récupération.
Reposez-vous 30 secondes entre chaque série.

INFO-DIÉTÉTIQUE

Une rumeur affirme que les femmes sportives ont besoin de plus de fer que les autres. Des recherches récentes ont démontré qu'il n'en était rien. Les sportives n'ont aucunement besoin d'un supplément extra-alimentaire (sauf évidemment en cas de problèmes de santé). Il faut cependant noter que la sportive doit consommer haricots secs, cresson, lentilles, choux, fruits frais, etc. pour ne souffrir d'aucun déficit.
Certains médecins recommandent une consommation d'au moins un kilo de légumes secs par semaine et de 200 grammes de fruits frais par jour pour un entraînement sérieux de jogging par exemple. Si vous êtes une sportive confirmée, vérifiez que votre alimentation comporte des vitamines C, E, B6, ainsi que du sélénium et du zinc.
Il faut juste retenir qu'une alimentation variée conforme aux dépenses énergétiques ne nécessite pas la prise de compléments alimentaires.

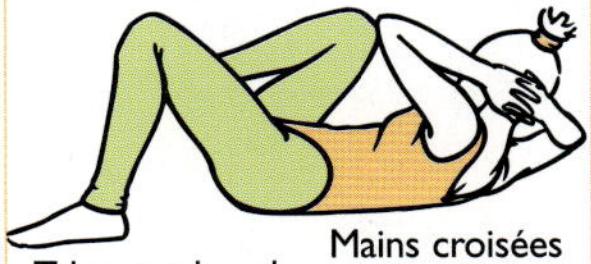

Ne tirez pas sur la nuque avec les mains.

Que penser des nouvelles machines d'appartement pour les muscles abdominaux ?

Certaines marques proposent des machines tout à fait fiables. Faites-en l'acquisition lors d'un salon, plutôt que d'acheter sur catalogue. Sachez cependant qu'elles ne remplacent absolument pas un entraînement spécifique d'exercices d'abdominaux. Les machines exercent toujours les mêmes fibres musculaires et suivent les mêmes axes à des intensités différentes mais elles ne proposent pas un programme complet pour la sangle abdominale.
Si vous achetez un appareil, ne vous contentez pas de demander conseil au vendeur : consultez aussi un professionnel du sport !

EXERCICE 4

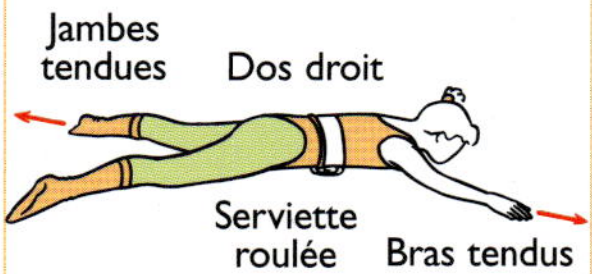

N'oubliez pas de rouler une serviette sous votre ventre pour éviter toute cambrure lombaire.

Qu'est-ce que la plastie abdominale?

C'est une intervention chirurgicale qui a pour but de retendre la peau du ventre. (On enlève la peau excédentaire.)
On la nomme également dermolipectomie abdominale. La cicatrice, située au niveau du pubis, se voit très peu. Durant une vingtaine de jours suivant l'intervention, on constate un écoulement de lymphe.
Les résultats sont vraiment probants au bout de six mois. Il arrive toutefois qu'une retouche s'avère nécessaire quelque temps après.

ÉTIREMENT DES BRAS ET DES JAMBES OPPOSÉS

Comment le faire?

Allongée sur le ventre. Faites une extension maximale du bras gauche et de la jambe droite pendant 6 ou 8 secondes. Relâchez 6 secondes puis inversez.

Comment respirer?

Expirez lentement par la bouche sur l'extension, après avoir inspiré doucement par le nez sur la phase de relâchement.

Combien de répétitions faut-il faire?

• Vous êtes sédentaire
Faites 2 étirements bras gauche-jambe droite, puis l'inverse pendant 6 secondes.
Et si c'est trop difficile? Faites le même exercice sur le dos en appuyant bien vos lombaires sur le sol.
• Vous êtes plus entraînée
Faites 2 étirements bras gauche-jambe droite puis l'inverse pendant 8 secondes.

INFO-SANTÉ

Quel moment choisir pour faire ses exercices abdominaux?
Reconnaissez votre propre profil énergétique de sportive.
Chacune connaît des moments de hausse et de baisse d'énergie dans la journée, à des moments précis.
Essayez de vous reconnaître au travers de ces quatre profils :
- vous êtes une hyper-réactive. Vous souffrez de temps à autre de spasmes et quelquefois de crampes musculaires. Vous êtes surtout en forme le soir. Le meilleur moment pour faire vos exercices, c'est donc le soir, après votre journée de travail ;
- vous êtes anergique (il vous est difficile de réagir et de vous mettre en route). Ne vous lancez pas dans un effort de longue durée. Préférez un court effort sportif tous les jours ;
- vous êtes dystonique (vous avez des contractions musculaires involontaires), plutôt stressée. Entraînez-vous (si vous le pouvez) à l'heure du déjeuner (sans pour autant le manquer...) ;
- vous êtes hyporéactive. Vous récupérez avec difficulté après un effort physique : entraînez-vous plutôt le matin.

MASSAGE DU VENTRE EN CERCLES

Comment le faire ?

Debout ou assise, une main posée parfaitement à plat sur le ventre. Massez en larges cercles sans trop appuyer, sur un rythme régulier. Tournez dans le sens inverse des aiguilles d'une montre.

Comment respirer ?

Optez pour une respiration la plus lente possible.

Combien de temps faut-il le faire ?

Faites-le 1 à 2 minutes.

Avec quoi vous masser ?

Vous pouvez utiliser votre gel douche pendant votre douche et votre huile pour le corps ensuite. Il est également possible d'utiliser un produit minceur ou anti-cellulite.

INFO-RELAX

Qu'apporte vraiment la relaxation ?
Cette méthode de psychothérapie (thérapie par des procédés psychiques qui se fonde sur la relation médecin–patient, laquelle permet le transfert) vise à l'obtention d'un complet relâchement musculaire joint à une économie de dépense nerveuse.
Le but est de se détendre totalement et de se délivrer des tensions psychiques.
Il faut citer parmi ces méthodes celles de Jacobson et de Schultz.
La relaxation est très bénéfique car elle apporte une réelle prise de conscience du corps, indispensable à la pratique sportive.

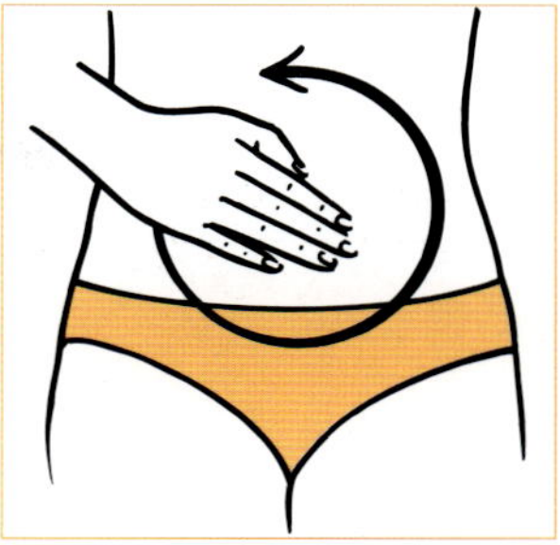

Ne rentrez pas les doigts dans la peau : conservez votre main parfaitement à plat.

Le massage californien

Très à la mode depuis les années 1970, il est dispensé essentiellement dans les instituts de beauté. C'est un massage extrêmement relaxant. Les techniques sont très élaborées et les gestes doux. Le masseur est très près du massé et travaille sur tout le corps avec des huiles. La séance dure de 45 minutes à une heure. Très agréable...

Programme du vendredi en 15 minutes

Détail des exercices dans les pages suivantes

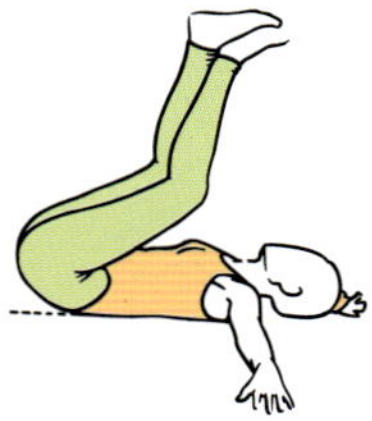

EXERCICE 1 | bras - épaules - poitrine

Ramener les jambes semi-fléchies de la verticale vers soi.

Faire au minimum : 2 séries de 12 ramenés.

Durée : 3 minutes.

30 secondes de récupération entre les exercices 1 et 2.

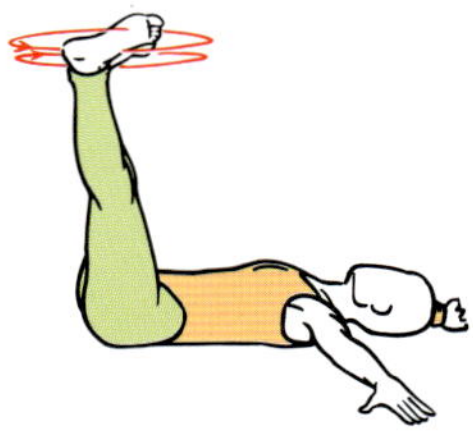

EXERCICE 2 | taille - dos

Petits cercles sur le côté.

Faire au minimum : 8 cercles dans un sens puis dans l'autre.

Durée : 3 minutes.

30 secondes de récupération entre les exercices 2 et 3.

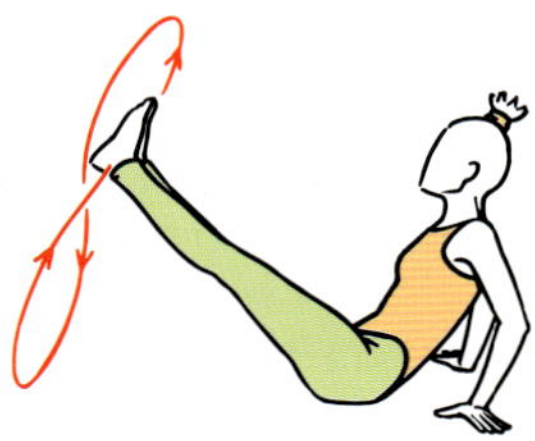

EXERCICE 3 | taille - bras - nuque

Faire des « huit » avec les jambes serrées et tendues.

Faire au minimum : 2 séries de 6 « huit ».

Durée : 3 minutes.

30 secondes de récupération entre les exercices 3 et 4.

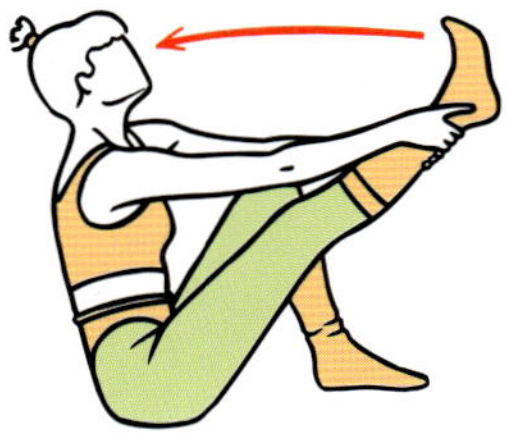

EXERCICE 4 | jambes - cuisses - fessiers

Ramener une jambe tendue devant soi.

Faire au minimum : 2 postures de 6 secondes pour chaque jambe.

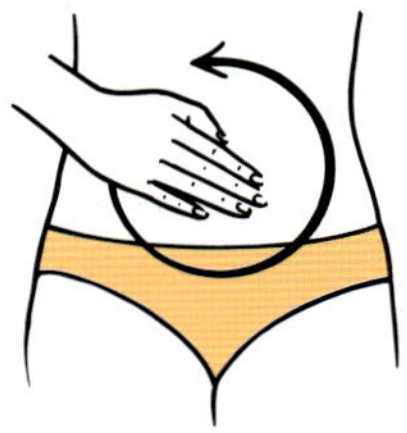

VOTRE AUTO-MASSAGE QUOTIDIEN |

Massage du ventre en cercles
(sous votre douche par exemple ou après les exercices).

Durée : 2 minutes.

À faire à n'importe quel moment de la journée.

EXERCICE 1

RAMENER LES JAMBES SEMI-FLÉCHIES DE LA VERTICALE VERS SOI

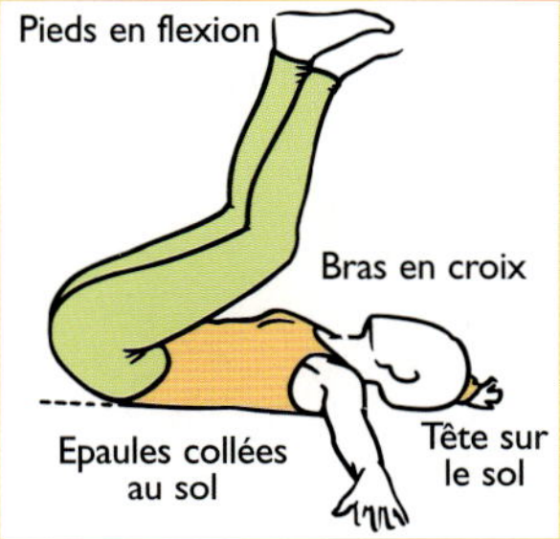

Comment le faire ?

Allongée sur le dos les jambes tendues et serrées à la verticale. Les ramener en semi-flexion vers soi en contractant le ventre.

Comment respirer ?

Expirez par la bouche en ramenant les jambes vers vous.

Combien de répétitions faut-il faire ?

• **Vous êtes sédentaire**

Faites 2 séries de 12 ramenés de jambes.

Reposez-vous 1 minute entre les deux séries.

Et si c'est trop difficile? Faites de toutes petites élévations en prenant bien appui sur les mains.

• **Vous êtes plus entraînée**

Faites 2 séries de 20 ramenés en essayant de prendre peu ou pas de récupération entre les 2 séries.

INFO-ABDO ET ACCOUCHEMENT

Après avoir respecté le délai de 6 semaines de repos après l'accouchement, il est indispensable de vous reconstituer une paroi abdominale ferme et tonique.

Il importe de s'entraîner peu et en douceur au début, mais si possible tous les jours et avec des exercices très différents afin d'acquérir une tonicité abdominale globale, et surtout de qualité.

Si vous en avez le temps : remusclez en même temps votre dos qui a été fortement sollicité durant votre grossesse.

Travaillez plutôt dans un premier temps sur un rythme lent en privilégiant les «postures» en contraction abdominale.

Pour remuscler votre ventre : vos mouvements préférés doivent être les exercices qui mettent les jambes en action.

Vous pouvez bien sûr soulever le bassin, mais surtout, contractez fortement les abdominaux.

Pour éliminer les petits surplus graisseux, faites de la marche !

En effet, une femme qui marche à 5 km/h dépense à peu près 180 kcal par heure. Si l'on sait qu'un kilo de graisse correspond à 7730 calories, il faudrait marcher longtemps pour les éliminer...

Toutefois, la marche est très fiable comme régulateur du poids.

Les spécialistes affirment qu'avec une alimentation correcte, il faudrait marcher 1 heure par jour pour obtenir un amaigrissement durable de 5 kilos.

Alors marchez, marchez...

EXERCICE 2

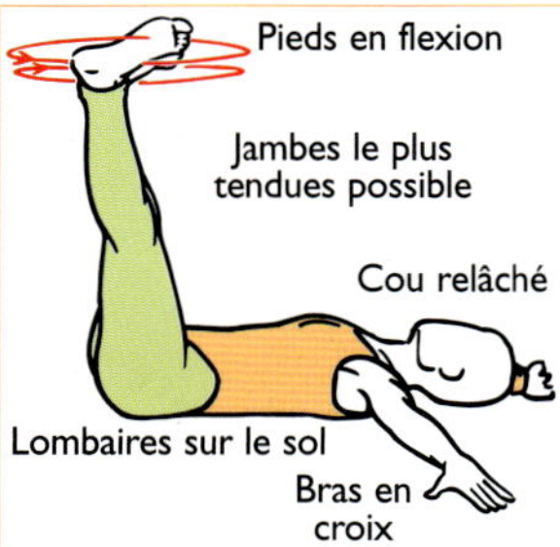

Inclinez peu les jambes, plutôt que de décoller une épaule du sol.

Parlons muscle...

Le muscle a la particularité de se régénérer en cas de lésions. Les fibres restaurées retrouvent intégralement leur qualité.
Il faut limiter, sur un muscle endommagé, l'extravasation (épanchement) sanguine ainsi que l'œdème péri-lésionnel. On procède en comprimant l'endroit lésé puis en appliquant un traitement à base de cryothérapie (traitement par le froid). On y adjoint des séances de drainage lymphatique afin de faciliter le retour veineux.

PETITS CERCLES SUR LE CÔTÉ

Comment le faire ?

Allongée sur le dos, les jambes serrées et tendues inclinées sur le côté. Faites des cercles latéraux.

Comment respirer ?

Expirez par la bouche en ramenant les jambes vers vous.

Combien de répétitions faut-il faire ?

• **Vous êtes sédentaire**
Faites 8 cercles dans un sens puis 8 cercles dans l'autre, avec les jambes inclinées vers la gauche.
Recommencez à droite.
Et si c'est trop difficile? Contentez-vous de faire des cercles à la verticale dans un premier temps.

• **Vous êtes plus entraînée**
Faites 15 cercles dans un sens, puis 15 cercles dans l'autre, avec les jambes inclinées vers la gauche.
Recommencez à droite.

INFO-DIÉTÉTIQUE

Dissection de la quiche lorraine consommée à la cantine de votre entreprise
Elle contient en règle générale : des œufs, du gruyère, de la crème, de la farine, des lardons et de l'eau.
Pour une part moyenne (160 g environ), l'apport calorique est de 575 kcal.
Elle correspond à :
- 18,6 g de protéines ;
- 30 g de glucides ;
- 42 g de lipides.

Elle contient également : du phosphore, du calcium, du potassium, des vitamines D, E, B1, PP et B12.
On peut constater qu'elle n'est pas du tout intéressante du point de vue nutritionnel. Il est donc recommandé de la compléter avec une salade verte (très peu de vinaigrette), un yogourt, un fruit et un peu de pain, par exemple.

EXERCICE 3

FAIRE DES «HUIT» AVEC LES JAMBES SERRÉES ET TENDUES

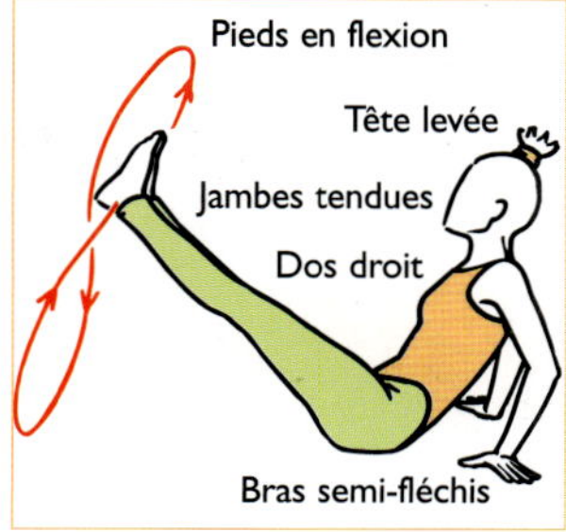

Comment le faire?

Assise, les jambes serrées et tendues en élévation. Dessinez des «huit» assez grands dans l'espace. Si cet exercice vous paraît trop complexe, faites-le les jambes semi-fléchies en dessinant de petits «huit».

Comment respirer?

Expirez par la bouche en ramenant les jambes vers vous.

Combien de répétitions faut-il faire?

• **Vous êtes sédentaire**

Faites 2 séries de 6 «huit». Reposez-vous 1 minute entre les séries. Et si c'est trop difficile? Placez-vous sur le dos, mains sous les fessiers, et faites de petits «huit».

• **Vous êtes plus entraînée**

Faites 2 séries de 16 «huit» en essayant de prendre peu ou pas de temps de récupération entre les séries.

INFO-SANTÉ

Les déséquilibres alimentaires sont parfois liés au stress.
On ressent en général :
- une fatigue chronique ;
- une certaine irritabilité ;
- un état d'anxiété permanent ;
- des troubles ponctuels du sommeil ;
- des phases de dégoût pour la nourriture alternant avec des périodes de boulimie.

Le corps se fragilise : on peut souffrir de migraines, de douleurs dorsales, de palpitations, de dysfonctionnements intestinaux, de troubles digestifs et parfois d'éruptions cutanées de type allergique comme l'urticaire. Le stress peut aussi donner envie d'aliments sucrés. Lorsqu'on se nourrit de sucres, le corps sécrète des opiacés (dont l'action est comparable à celle de l'opium) qui réduisent les tensions psychiques. Attention donc à la dépendance au sucre!

Gardez le dos et les bras le plus immobiles possible.

Transpirez en toute connaissance de cause

La sueur est le produit de la sécrétion des glandes sudoripares (ou sudorifères). Elle est essentiellement composée d'eau : 99 %; le dernier pour cent se partage entre l'urée (0,4 %) et le chlorure de sodium (0,6 %).
Le rôle de la sueur est de faire décroître la température du corps. Si vous transpirez souvent et rapidement, buvez plutôt des eaux fortement minéralisées pour combattre la déshydratation. Certaines personnes peuvent perdre jusqu'à 10 litres de sueur par jour dans des situations exceptionnelles.

EXERCICE 4

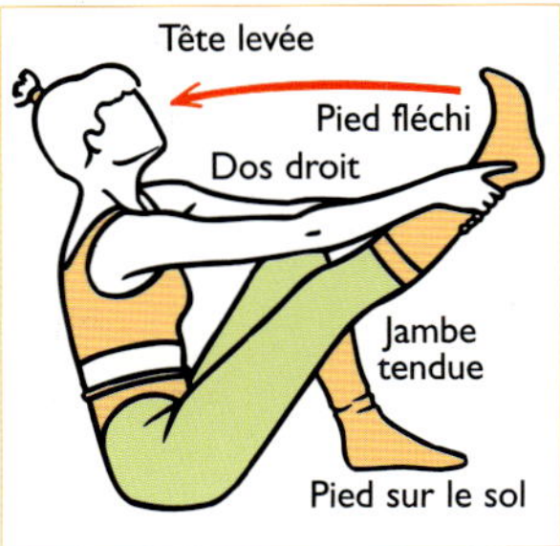

Conservez votre dos le plus droit possible.

Les bienfaits du stretching

Le stretching est extrêmement bénéfique pour la colonne vertébrale. Il permet dans certaines postures l'extension des ligaments postérieurs, entraînant une diminution des lordoses cervicales et lombaires.
Les postures d'extension agissent favorablement sur la cyphose du thorax (colonne voûtée).
Les flexions latérales et les flexions du buste assouplissent les ligaments inter-vertébraux.
Quant aux extensions du corps en position verticale ou allongée, elles contribuent à la réduction des tassements vertébraux.

RAMENER UNE JAMBE TENDUE DEVANT SOI

Comment le faire ?

En position assise.
Ramenez une jambe très tendue devant vous le plus près possible de votre visage.
Maintenez la posture 6 ou 8 secondes.

Comment respirer ?

Expirez lentement par la bouche en maintenant la posture.

Combien de répétitions faut-il faire ?

• **Vous êtes sédentaire**
Faites 2 postures de 6 secondes avec chaque jambe.
Et si c'est trop difficile ? Faites le même exercice sur le dos.
• **Vous êtes plus entraînée**
Faites 2 postures de 8 secondes avec chaque jambe.

INFO-DIÉTÉTIQUE

Si on parlait café...
Liquide magique qui donne un petit « coup de fouet » juste avant de faire... des exercices d'abdominaux par exemple.
Il importe simplement de ne pas dépasser la dose. Au-delà de 6 tasses par jour, le café a des effets antinutritionnels : il augmente la calciurie (taux de calcium dans les urines correspondant à 100, 200 ou 300 mg par 24 heures) ainsi que la déminéralisation des os. Vous avez pu constater combien le café est diurétique, aussi son excès est-il déconseillé chez une sportive qui doit toujours veiller à maintenir une hydratation stable. Il faut savoir également que dans le café non filtré, une tasse peut contenir 4 mg de cafestol (substance propre au café qui augmente le taux de cholestérol). Consommez plutôt une tasse de café filtré dans un filtre en papier. L'effet du café se manifeste environ 1 heure après son absorption.

MASSAGE DU VENTRE EN CERCLES

Comment le faire ?

Debout ou assise, une main posée parfaitement à plat sur le ventre. Massez en larges cercles sans trop appuyer, sur un rythme régulier. Tournez dans le sens inverse des aiguilles d'une montre.

Comment respirer ?

Optez pour une respiration la plus lente possible.

Combien de temps faut-il le faire ?

Faites-le 1 à 2 minutes.

Avec quoi vous masser ?

Vous pouvez utiliser votre gel douche pendant votre douche et votre huile pour le corps ensuite. Il est également possible d'utiliser un produit minceur ou anti-cellulite.

RUMEURS

• Deux bananes équivalent à un steak
Faux ! Elles fournissent en effet autant de calories que 100 grammes de viande. En revanche, la teneur en protéines de la viande se situe autour de 20 %. Celle de la banane, aux environs de 1,2 %. Il ne peut y avoir de comparaison !

• Le froid du frigidaire tue les microbes
Faux ! La température générale des frigidaires des consommateurs se situant entre 1 °C et 10 °C n'empêche pas la prolifération des microbes. Vers 0 °C, beaucoup d'entre eux ne peuvent plus se reproduire, mais ils n'en demeurent pas moins vivants.

• Les poissons ne sont pas gras
Faux ! Même s'il est courant d'entendre dire que le poisson le plus gras est moins gras que la viande la moins grasse, il n'en demeure pas moins que l'anguille par exemple contient plus de 19 grammes de matière grasse pour 100 grammes. Soyez donc vigilante si vous voulez faire un régime et préférez plutôt le merlan (0,6 gramme de matière grasse pour 100 grammes), la daurade, le cabillaud, la limande...

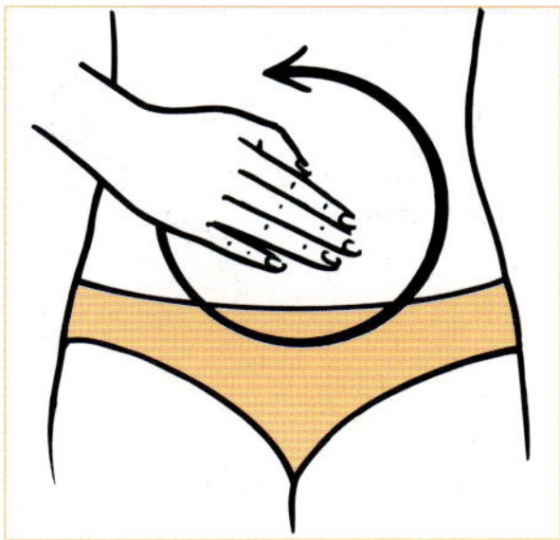

Ne rentrez pas les doigts dans la peau : conservez votre main parfaitement à plat.

Le massage suédois

C'est un massage dynamique, en général destiné aux sportifs, après un effort physique, mais est également apprécié des non-sportifs car il détend tout en redonnant de l'énergie. Il assouplit bien la masse musculaire et accélère le processus d'élimination des toxines après l'effort. Le masseur insiste en général sur les zones musculaires « nouées » ou « fatiguées ». Ce style de massage dure une trentaine de minutes en général. En revanche, s'il est utilisé comme préparation musculaire à un effort, il peut durer jusqu'à une heure. Si vous voulez retrouver votre tonus, c'est le style de massage qu'il vous faut !

Programme du samedi en 15 minutes

Détail des exercices dans les pages suivantes

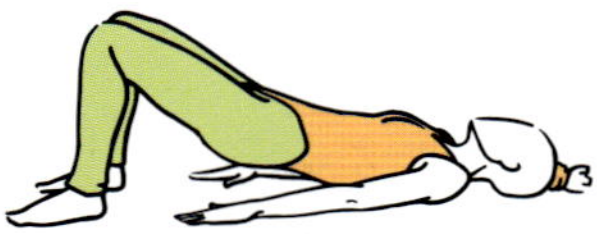

EXERCICE 1

Soulevés du bassin avec les jambes serrées et écartées en alternance.

Faire au minimum : 2 séries de 12 élévations.

Durée : 3 minutes.

30 secondes de récupération entre les exercices 1 et 2.

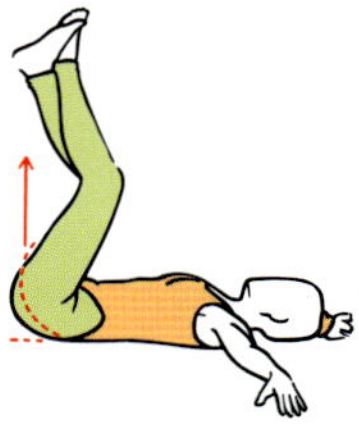

EXERCICE 2

Décollements du bassin, à la verticale, à droite, puis à gauche.

Faire au minimum : 2 séries de 10 élévations.

Durée : 3 minutes.

30 secondes de récupération entre les exercices 2 et 3.

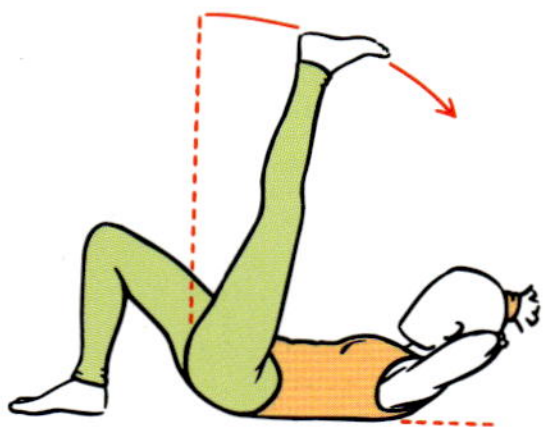

EXERCICE 3

Ramenés d'une jambe après l'autre vers le visage en conservant immobile le buste relevé.

Faire au minimum : 2 séries de 12 élévations de jambes alternées.

Durée : 3 minutes.

30 secondes de récupération entre les exercices 3 et 4.

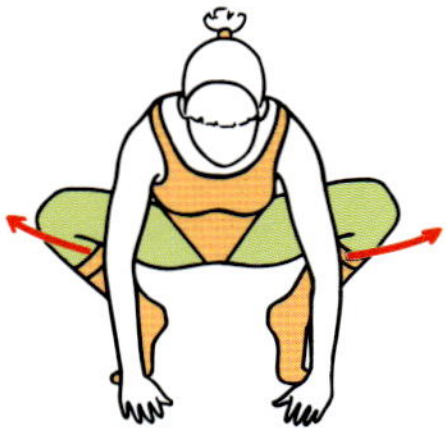

EXERCICE 4

Écarts maximaux des cuisses avec les coudes.

Faire au minimum : 3 étirements de 6 secondes chacun.

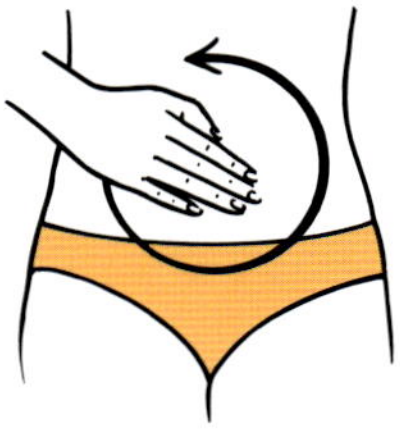

VOTRE AUTO-MASSAGE QUOTIDIEN

Massage du ventre en cercles (sous votre douche

par exemple ou après les exercices).

Durée : 2 minutes.

À faire à n'importe quel moment de la journée.

EXERCICE 1

SOULEVÉS DU BASSIN AVEC LES JAMBES SERRÉES ET ÉCARTÉES EN ALTERNANCE

Comment le faire ?

Allongée sur le dos. Faites des soulevés du bassin avec les jambes serrées et écartées en alternance. Veillez à frôler le sol et non à reposer le bassin à chaque mouvement.

Comment respirer ?

Expirez par la bouche à chaque soulevé du bassin ou une fois sur deux.

Combien de répétitions faut-il faire ?

• **Vous êtes sédentaire**
Faites 2 séries de 12 élévations du bassin.
Reposez-vous 1 minute entre les 2 séries.
Et si c'est trop difficile ? Élevez peu le bassin et reposez-le à chaque fois sur le sol.

• **Vous êtes plus entraînée**
Faites 2 séries de 20 élévations du bassin.
Reposez-vous 30 secondes entre les 2 séries.

INFO-FORME

Faut-il s'arrêter de faire des exercices pour les abdominaux pendant les vacances ?
Deux cas se présentent :
• soit vous avez un réel et urgent besoin de raffermir votre sangle abdominale et, dans ce cas, vous ne devez cesser de vous exercer que quelques jours (par exemple : arrêtez-vous quatre jours tous les deux mois si vous vous entraînez six jours par semaine).
Ne vous arrêtez donc pas pendant vos vacances !
• soit vous désirez simplement un entretien pour la fermeté abdominale et, dans ce cas, stoppez vos séances d'entraînement pendant vos vacances à condition qu'elles n'excèdent pas quinze jours.
Cependant, on ne saurait trop conseiller la pratique d'un nouveau sport occasionnel en dilettante pendant cette période de repos !

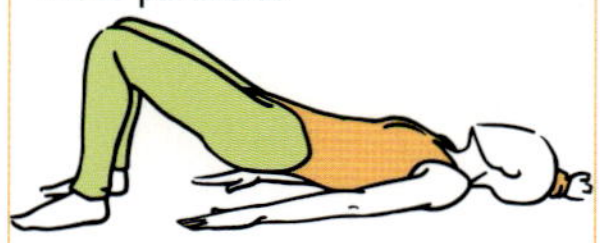

Travaillez sur un rythme lent en contractant vos muscles abdominaux et fessiers à chaque élévation (assez haute) du bassin.

Les séances de LIA (Low-Impact-Aerobic)

Ces séances, pratiquées dans les centres de remise en forme, en général d'une durée de 5 minutes, n'exercent pas spécifiquement les muscles abdominaux. En revanche, la dépense calorique qu'elles occasionnent est extrêmement bénéfique pour supprimer la petite couche graisseuse du ventre. Ne vous lancez pas dans cette discipline si cela fait vingt ans que vous n'avez pas fait de sport : faites d'abord de la culture physique toute simple.

EXERCICE 2

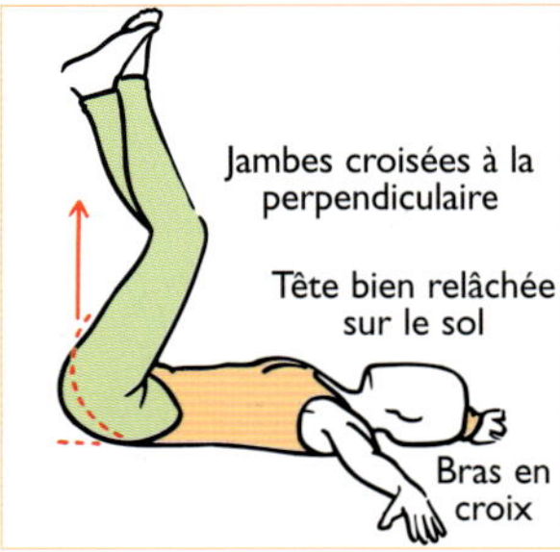

La position des jambes est constante : les mollets ne bougent pas ; c'est le bassin qui travaille.

Le saviez-vous ?

On peut désormais évaluer la graisse d'un individu à l'aide de rayonnements infrarouges. Ce sont en fait les différences constatées entre la réflexion et l'absorption des infrarouges dans la masse graisseuse qui permettent une évaluation de la graisse. Le calcul « graisse » par rapport au corps s'effectue ensuite à l'aide d'une formule incluant l'âge, le sexe et le poids.

DÉCOLLEMENTS DU BASSIN À LA VERTICALE, À DROITE, PUIS À GAUCHE

Comment le faire ?

Allongée sur le dos, les jambes croisées à la verticale.
Décollez votre bassin en dirigeant vos jambes en alternance à la verticale, à droite, puis à gauche.

Comment respirer ?

Expirez par la bouche à chaque élévation du bassin.

Combien de répétitions faut-il faire ?

• Vous êtes sédentaire
Faites 2 séries de 10 élévations du bassin.
Reposez-vous 1 minute entre les 2 séries.
Et si c'est trop difficile ? Pratiquez des flexions-extensions des jambes au lieu de les garder semi-fléchies en permanence.
• Vous êtes plus entraînée
Faites 2 séries de 20 élévations du bassin.
Reposez-vous 30 secondes entre les 2 séries.

INFO-FORME

Quels peuvent être les réels dangers de pratiquer des exercices pour les abdominaux quand on n'a pas un dos musclé ?
La colonne vertébrale étant maintenue en équilibre entre les muscles abdominaux et les muscles dorsaux, il est évident que si l'on développe plus les uns que les autres, des tensions parfois douloureuses peuvent se créer.
Il est primordial de trouver un juste équilibre entre les deux. Il faut donc avoir un dos musclé avant de se lancer dans la pratique d'exercices pour les abdominaux.
Une zone dorsale intelligemment musclée donne une allure droite et altière.
Une sangle abdominale développée avec une région dorsale atonique risque d'accentuer une posture arrondie et de générer toutes sortes de déséquilibres articulaires, musculaires et ligamentaires.

EXERCICE 3

RAMENÉS D'UNE JAMBE APRÈS L'AUTRE VERS LE VISAGE EN CONSERVANT IMMOBILE LE BUSTE RELEVÉ

Comment le faire?

Allongée sur le dos, une jambe repliée, l'autre tendue à la verticale, le buste relevé et immobile.
Inversez la position des jambes en conservant en permanence le ventre contracté le plus possible.

Comment respirer?

Expirez par la bouche à chaque élévation.

Combien de répétitions faut-il faire?

• **Vous êtes sédentaire**
Faites 2 séries de 12 élévations alternées.
Reposez-vous 1 minute entre les 2 séries.
Et si c'est trop difficile? Placez les mains sous les fessiers.

• **Vous êtes plus entraînée**
Faites 2 séries de 20 élévations alternées.
Reposez-vous 30 secondes entre les 2 séries.

INFO-FORME

Est-il contre-indiqué de faire des exercices pour les abdominaux en cas d'obésité marquée?
En théorie, non! Mais pour une question d'aisance gestuelle, il est préférable de perdre un peu de poids avant de se lancer dans la culture physique. Il faut ensuite continuer à suivre un régime et à pratiquer des exercices spécifiques pour ce cas particulier sous l'égide d'un professeur compétent (prescrire les cours collectifs). Le médecin fait passer des tests cardiaques à la patiente avant la reprise d'une activité physique. Le programme de restructuration, général ou abdominal, ne démarre que :
• lorsque la surcharge pondérale ne constitue plus une gêne importante pour la réalisation des mouvements;
• quand la patiente se sent suffisamment en forme psychologiquement pour entreprendre un travail physique régulier.

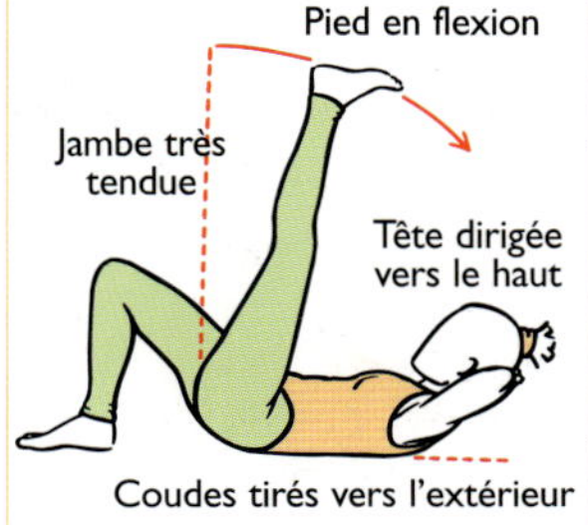

Ne prenez pas d'élan pour réaliser cet exercice.

Peut-on exercer les muscles abdominaux autrement que sur le sol?

**Bien sûr! Il existe de nombreux exercices en position debout ou assise, sur une chaise par exemple.
Il faut savoir également que, dans certains mouvements, pour la taille par exemple, lors des rotations, on exerce les abdominaux latéraux (petit et grand obliques).**

EXERCICE 4

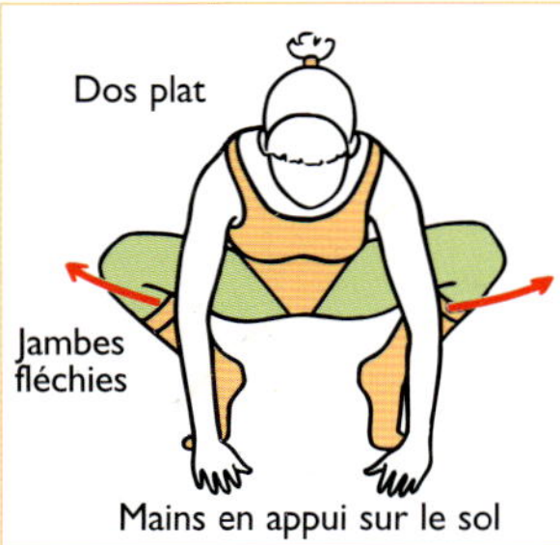

Placez bien vos coudes près des articulations des genoux et non vers l'intérieur, afin d'écarter les genoux au maximum.

Quelles sont les conséquences de la pratique des exercices abdominaux sur les organes ?

On a fréquemment tendance à oublier que les exercices d'abdominaux ont une influence bénéfique sur le transit intestinal. Ces techniques comme n'importe quels exercices physiques stimulent les fonctions vitales.

ÉCARTS MAXIMAUX DES CUISSES AVEC LES COUDES

Comment le faire ?

Assise. Écartez au maximum vos cuisses avec vos coudes. Maintenez chaque posture 6 ou 8 secondes.

Comment respirer ?

Expirez très lentement par la bouche pendant l'étirement.

Combien de répétitions faut-il faire ?

- **Vous êtes sédentaire**

Faites 3 étirements de 6 secondes.
Décontractez-vous bien le temps nécessaire entre chaque posture.
Et si c'est trop difficile? Ecartez une cuisse après l'autre.

- **Vous êtes plus entraînée**

Faites 3 étirements de 8 secondes.
Décontractez-vous bien le temps nécessaire entre chaque posture.

INFO-FORME

Est-il plus bénéfique de s'entraîner 15 minutes tous les jours seule chez soi ou vaut-il mieux suivre 2 cours de 30 minutes par semaine dans un cours collectif ?
L'idéal serait de suivre 2 cours collectifs par semaine et de s'exercer seule chez soi les autres jours.
L'avantage des cours collectifs est qu'ils ont un côté très dynamisant et que le professeur peut vous corriger. L'inconvénient est qu'il n'est pas toujours possible d'aller à son rythme : on a tendance à suivre les autres. Il faut de plus avoir des disponibilités horaires.
S'entraîner chez soi demande certes de la volonté et représente un gain de temps et, si l'on est très vigilante, il n'y a aucun risque d'adopter une mauvaise position : il suffit de lire attentivement les descriptions.
Il est également appréciable de s'entraîner où l'on veut en choisissant ses propres temps de récupération.

MASSAGE DU VENTRE EN CERCLES

Comment le faire ?

Debout ou assise, une main posée parfaitement à plat sur le ventre. Massez en larges cercles sans trop appuyer, sur un rythme régulier. Tournez dans le sens inverse des aiguilles d'une montre.

Comment respirer ?

Optez pour une respiration la plus lente possible.

Combien de temps faut-il le faire ?

Faites-le 1 à 2 minutes.

Avec quoi vous masser ?

Vous pouvez utiliser votre gel douche pendant votre douche et votre huile pour le corps ensuite. Il est également possible d'utiliser un produit minceur ou anti-cellulite.

RUMEURS

• Toutes les viandes apportent approximativement la même quantité de vitamines.
Faux ! Pour une même quantité, le porc apporte deux fois plus de vitamines B1, par exemple, que les autres viandes.
• Il est recommandé de consommer des yogourts ou du fromage à 0% de matière grasse, si l'on désire surveiller sa ligne.
Faux ! La différence de matière grasse entre un yaourt nature et un yaourt maigre est infime. Alors, inutile de se priver !
Yogourt maigre = 50 à 55 calories.
Yogourt nature = 60 calories.
Yogourt au lait entier = 80 calories.

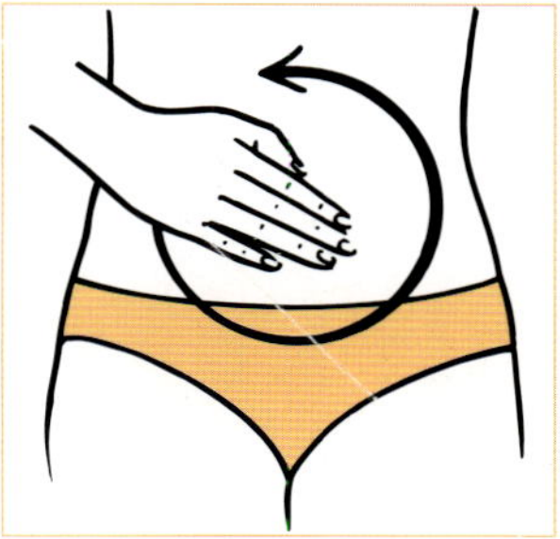

Ne rentrez pas les doigts dans la peau : conservez votre main parfaitement à plat.

Le massage thaïlandais

Il associe pétrissages et pressions précises. Il comporte de nombreuses techniques. Il défatigue, assouplit, redynamise. Il se pratique avec des huiles sur tout le corps. C'est réellement une remise en forme passive. Il est dispensé dans les instituts spécialisés. Il dure en général de 1 h 30 à 2 h. À essayer avec un technicien expérimenté.

Programme de votre deuxième semaine

Vous donner les moyens de vous sentir réellement **en forme** : c'est l'ambition de ce livre qui est le fruit d'une longue expérience dans le domaine sportif.

Si vous pratiquez avec assiduité les exercices présentés dans cet ouvrage, vous vous assurerez une **vitalité certaine et un confort moral** parce que vous vous occuperez de vous... sans oublier l'embellissement de **votre silhouette** !

> Un ventre tonique et plat en 15 minutes par jour :

- un petit effort quotidien pour un résultat visible ;
- un programme facile à suivre ;
- un rendez-vous avec la beauté et la forme ;
- une respiration en harmonie avec les mouvements.

Programme du lundi en 15 minutes

Détail des exercices dans les pages suivantes

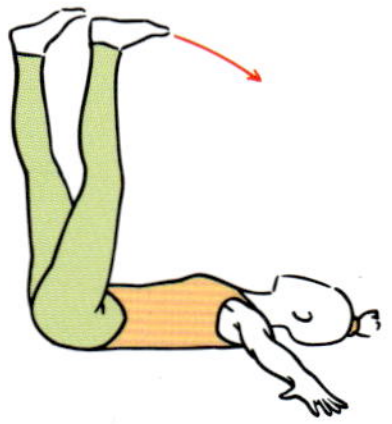

EXERCICE 1

Ne ramener qu'une jambe vers soi.

Faire au minimum : 10 battements par jambe.

Durée : 3 minutes.

30 secondes de récupération entre les exercices 1 et 2.

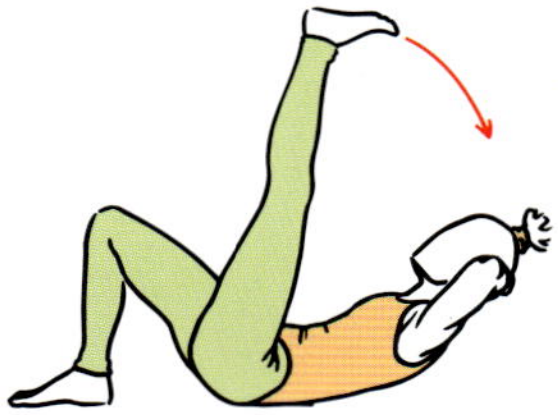

EXERCICE 2

Ramenés en alternance d'une jambe vers le buste relevé maintenu immobile.

Faire au minimum : 20 ramenés alternés.

Durée : 3 minutes.

30 secondes de récupération entre les exercices 2 et 3.

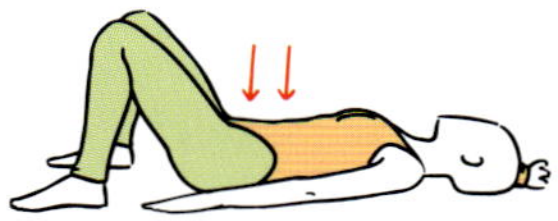

EXERCICE 3

Contractions abdominales.

Faire au minimum : 6 contractions ventrales de 6 secondes chacune.

Durée : 3 minutes.

30 secondes de récupération entre les exercices 3 et 4.

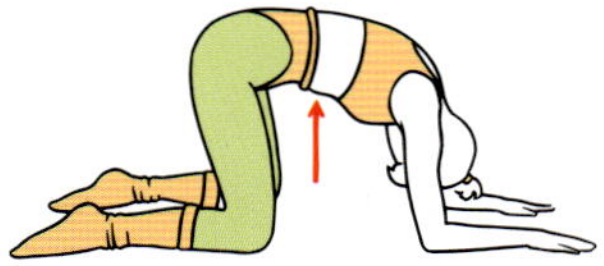

EXERCICE 4

Étirement vertébral.

Faire au minimum : 2 étirements de 6 secondes chacun.

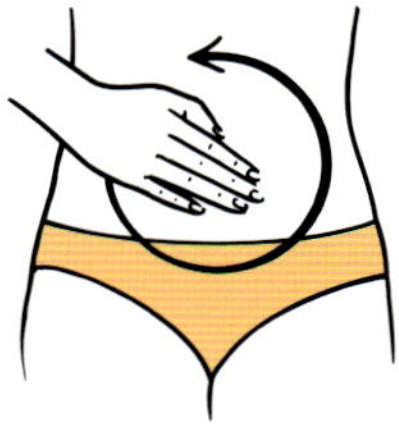

VOTRE AUTO-MASSAGE QUOTIDIEN

Massage du ventre en cercles (sous votre douche par exemple ou après les exercices).

Durée : 2 minutes.

À faire à n'importe quel moment de la journée.

EXERCICE 1

NE RAMENER QU'UNE JAMBE VERS SOI

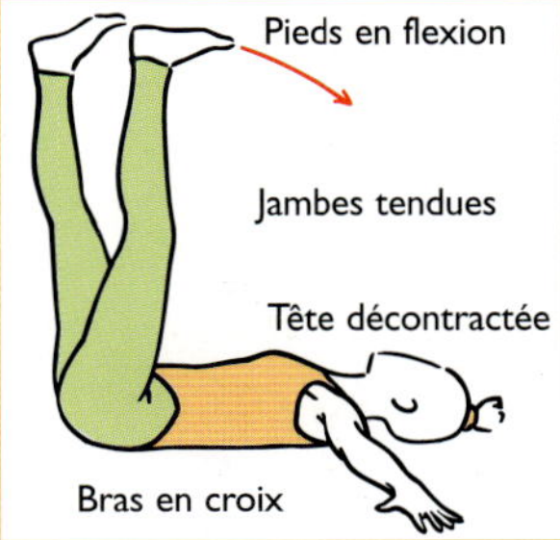

Comment le faire ?

Allongée sur le dos, jambes tendues à la verticale.
Rapprochez une jambe tendue vers vous en conservant l'autre immobile.

Comment respirer ?

Expirez par la bouche en ramenant la jambe vers vous.

Combien de répétitions faut-il faire ?

• **Vous êtes sédentaire**
Faites 10 battements par jambe à votre rythme.
Et si c'est trop difficile ? Abaissez et ne relevez que très peu la jambe active. Fléchissez les 2 jambes.
• **Vous êtes plus entraînée**
Faites 20 battements par jambe, sur un rythme plus lent.

INFO-FORME

Faites du sport mais sans excès et pas n'importe comment !
Logique : articulations, os, muscles, tendons sont sollicités lors d'un effort physique et peuvent subir les effets précoces de l'arthrose en cas d'hypersollicitation.
Il importe, en conséquence, d'être raisonnable et de s'entraîner au maximum une à deux fois par jour en veillant à bien respecter les temps de récupération. Le fait d'aller au-delà de ses limites peut générer des troubles cardiaques importants (comme une rupture d'anévrisme...).
Si vous courez et que vous désirez ménager votre corps, vous entraîner 3 ou 4 fois par semaine sur 10 km semble une bonne mesure, sans conséquences préjudiciables pour les tendons et les articulations.
L'autre facteur « santé » n'a trait, lui, ni à la durée ni à l'intensité mais aux composantes mêmes de l'entraînement : si vous faites 3 séances de course à pied chaque semaine, il importe d'y intégrer régulièrement une séance de stretching ou de pratiquer des étirements après chaque entraînement.
Le mieux est de suivre, quelle que soit la discipline (même si l'on n'est pas adepte des compétitions), un plan d'entraînement afin d'éviter des erreurs à différents niveaux.

Ne descendez pas trop la jambe vers l'arrière afin de ne pas trop tirer sur le bas du dos.

Le petit déjeuner de la forme

Un thé, des céréales, un yogourt, un fruit !
Malheureusement, il nous est souvent très difficile d'ingurgiter quoi que ce soit au lever. En effet, la nuit, le corps sécrète des hormones faisant remonter le taux de glycémie. Ainsi, au matin, la faim ne se fait pas ressentir, le taux sanguin de glucose étant relativement élevé. Il faut cependant se forcer un peu, si on ne doit pas se réalimenter avant quatre ou cinq heures.

EXERCICE 2

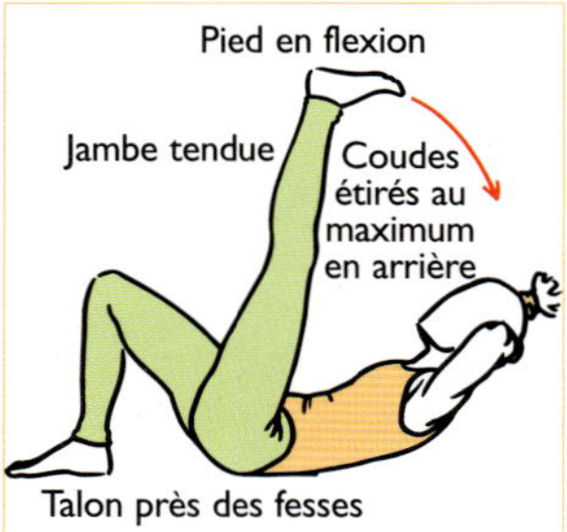

Le détail important : élevez le buste plutôt que d'arrondir le dos.

L'exercice de détente du matin

Dans votre lit, juste après votre réveil, faites cet exercice de détente : sur le dos, ramenez vos jambes pliées vers vous et contractez vos muscles abdominaux pendant 6 secondes en expirant très lentement par la bouche. Relâchez la contraction en inspirant par le nez et en gonflant le ventre pendant 6 secondes également. À répéter 3 fois. Cette technique, qui permet une prise de conscience de la respiration, détend psychologiquement et surtout raffermit le ventre.

RAMENÉS EN ALTERNANCE D'UNE JAMBE VERS LE BUSTE RELEVÉ MAINTENU IMMOBILE

Comment le faire ?

Allongée sur le dos, une jambe repliée, l'autre à la verticale. Amenez en alternance une jambe tendue vers le buste soulevé maintenu immobile.

Comment respirer ?

Expirez par la bouche à chaque ramené de jambe.

Combien de répétitions faut-il faire ?

• **Vous êtes sédentaire :**
Faites 20 ramenés de jambe alternés à votre rythme.
Et si c'est trop difficile? Reposez le haut du corps au sol.
• **Vous êtes plus entraînée :**
Faites 40 ramenés de jambe alternés sur un rythme plus lent.

INFO-TRAUMATOLOGIE

Ménagez vos ligaments!
Vous faites du sport occasionnellement ou de façon régulière et vous avez la hantise de l'entorse du genou.
Sachez qu'il existe trois stades évolutifs de l'entorse :

- le stade 1 correspond à une élongation ligamentaire simple ou à une microdéchirure d'un ligament périphérique ;
- le stade 2 correspond à la déchirure ligamentaire partielle d'un ligament périphérique ou à sa rupture ;
- le stade 3 correspond au traumatisme d'un ligament croisé antérieur ou postérieur.

Il peut également y avoir une atteinte capsulo-ligamentaire.
Ces lésions se traduisent par un bruit sec au moment de l'incident, par un déboîtement articulaire, ou une impression d'instabilité du genou.

EXERCICE 3

CONTRACTIONS ABDOMINALES

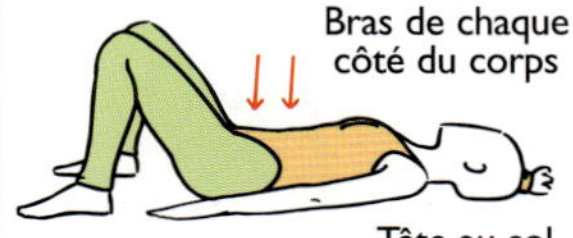

Comment le faire ?

Allongée sur le dos, les jambes repliées.
Contractez vos muscles abdominaux pendant 6 ou 8 secondes.

Comment respirer ?

Expirez par la bouche le plus lentement possible sur la contraction.

Combien de répétitions faut-il faire ?

• **Vous êtes sédentaire :**
Faites 6 contractions ventrales de 6 secondes chacune.
Et si c'est trop difficile ? Diminuez progressivement les temps de contraction.

• **Vous êtes plus entraînée**
Faites 8 contractions ventrales de 8 secondes chacune.

Appuyez fortement vos lombaires sur le sol durant la contraction abdominale.

INFO-DIÉTÉTIQUE

Attention aux informations d'ordre trop général
On dit qu'un bifteck équivaut à une banane. C'est exact pour l'équivalence calorique, mais faux quant à la qualité nutritionnelle, nous l'avons déjà vu.
En effet, il importe d'avoir une diversification alimentaire : on ne peut pas, par exemple, assimiler uniquement 1000 calories de glucides par jour sous forme de sucre. Les carences engendrées seraient catastrophiques.
Petit rappel : 1 calorie (cal) est la quantité de chaleur nécessaire pour élever de 1 °C 1 litre d'eau.
Le joule (J) correspond au travail d'une force de 1 newton (N) dont le point d'application se déplace de 1 m.
1 cal = 4,18 J ou encore 1 J = 0,24 cal.

Plantes et minceur

Certains phytothérapeutes recommandent de consommer du caprus pour aider à mincir. Cette plante contient de la vitamine C, des acides aminés, des minéraux et de la myrosine (enzyme ayant la particularité de dissoudre la structure graisseuse).
L'extrait tiré du caprus doit être consommé deux fois par jour, dissous dans de l'eau. Comme pour toute tisane, il est indispensable de demander l'avis de votre pharmacien qui vous indiquera ce qui vous convient.

EXERCICE 4

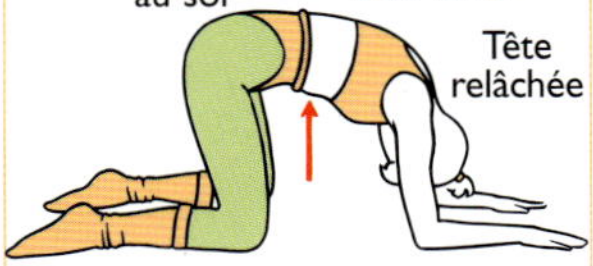

Ne relevez pas la tête afin d'éviter de « casser » la nuque.

Les hommes peuvent-ils faire sans problème les exercices décrits ?

Absolument. La morphologie masculine étant dotée d'une amplitude articulaire souvent restreinte, certains exercices peuvent cependant leur sembler difficiles.
De plus, les mouvements sont choisis en fonction de leurs bénéfices sur la physiologie féminine.

ÉTIREMENT VERTÉBRAL

Comment le faire ?

En position quadrupédique (à quatre pattes).
Arrondissez le dos au maximum pendant 6 ou 8 secondes.

Comment respirer ?

Expirez par la bouche le plus longtemps possible.

Combien de répétitions faut-il faire ?

- **Vous êtes sédentaire :**

Faites 4 postures de 6 secondes chacune.
Détendez-vous 3 ou 4 secondes entre chaque posture.
Et si c'est trop difficile? Diminuez les temps d'exercice.

- **Vous êtes plus entraînée :**

Faites 4 postures de 8 secondes chacune.
Détendez-vous 3 ou 4 secondes entre chaque posture.

INFO-TRAUMATOLOGIE

Qu'est-ce qu'une hernie musculaire?
Il s'agit d'une lésion de l'enveloppe d'un muscle.
Si l'aponévrose (membrane conjonctive enveloppant les muscles dont les prolongements fixent les muscles aux os) est ouverte, les fibres musculaires saillent mais restent intactes. Ce type de traumatisme peut survenir, le plus souvent, sans que le sujet s'en aperçoive. Plus rarement, il se traduit par une grosseur allant jusqu'à la taille d'un œuf et occasionne une sensation douloureuse. En fait, la hernie saille en état de repos et diminue (parfois jusqu'à disparaître) lorsque le muscle est en action.
Aucun traitement n'existe pour ce type de problème. On pratique simplement une suture de l'aponévrose endommagée.
On dit que les personnes atteintes ont presque toujours une prédisposition congénitale de faiblesse de l'enveloppe aponévrotique. C'est la répétition de petits traumatismes qui provoque la hernie.

VOTRE AUTO-MASSAGE

MASSAGE DU VENTRE EN CERCLES

Comment le faire ?

Debout ou assise, une main posée parfaitement à plat sur le ventre. Massez en larges cercles sans trop appuyer, à un rythme régulier. Tournez dans le sens inverse des aiguilles d'une montre.

Comment respirer ?

Optez pour une respiration la plus lente possible.

Combien de temps faut-il le faire ?

Faites-le 1 à 2 minutes.

Avec quoi vous masser ?

Vous pouvez utiliser votre gel douche pendant votre douche et votre huile pour le corps ensuite. Il est également possible d'utiliser un produit minceur ou anti-cellulite.

RUMEURS : VRAI OU FAUX

• L'œuf est mauvais pour le foie
Faux ! Il se révèle simplement moins digeste consommé cru, pour certaines personnes. Ses effets néfastes sur le foie n'ont jamais été prouvés !

• Le pain, les féculents ne font pas grossir
Vrai ! Consommés en quantités raisonnables, ils se révèlent des aliments intéressants car ils sont énergétiques et évitent la tentation des grignotages : à consommer si vous êtes sportive !

• Le café au lait est indigeste
Vrai ! Le lait se coagule dans l'estomac et forme des caillots. Cependant, certains organismes supportent très bien ce mélange.

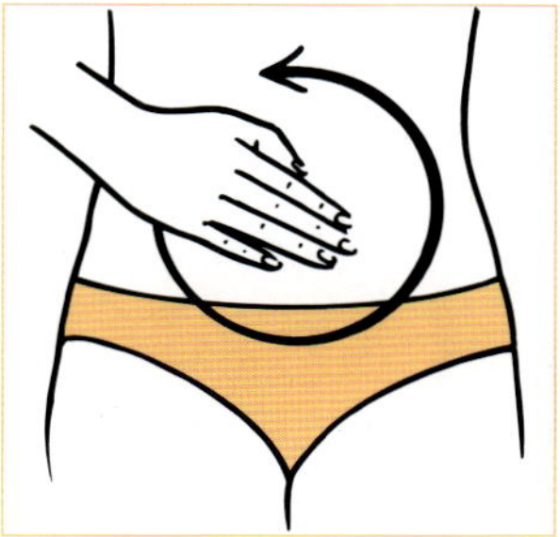

Évitez de remuer la jambe à chaque relevé de buste. Conservez-la le plus immobile possible.

Combien de sortes de contractions musculaires existe-t-il ?

Il y en a 2 :
- la contraction musculaire statique appelée aussi isométrique. Par exemple, quand vous repoussez quelqu'un avec vos bras tendus (les muscles ne s'allongent ni ne se rétrécissent) ;
- la contraction musculaire rythmique ou dynamique. Par exemple, quand vous soulevez un objet (les muscles se rétrécissent).

Dans le cadre du travail abdominal, ces 2 types de contractions sont utilisées.

Programme du mardi en 15 minutes

Détail des exercices dans les pages suivantes

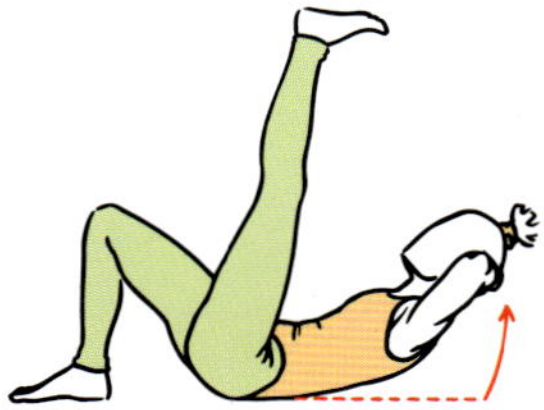

EXERCICE 1

Relevés du buste avec une jambe immobile à la verticale.
Faire au minimum : 2 séries de 10 relevés de buste.
Durée : 3 minutes.
30 secondes de récupération entre les exercices 1 et 2.

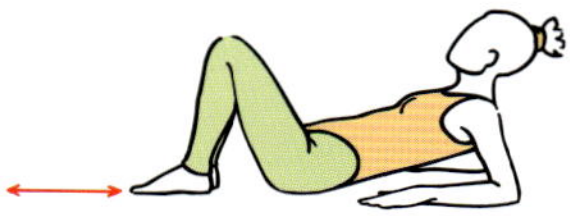

EXERCICE 2

Ramener et éloigner les jambes serrées.
Faire au minimum : 2 séries de 8 ramenés de jambes.
Durée : 3 minutes.
30 secondes de récupération entre les exercices 2 et 3.

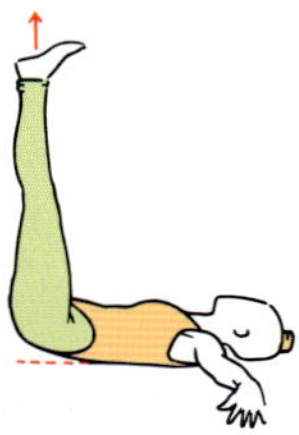

EXERCICE 3

Élever à la verticale en alternance les jambes serrées puis écartées.
Faire au minimum : 2 séries de 6 élévations du bassin.
Durée : 3 minutes.
30 secondes de récupération entre les exercices 3 et 4.

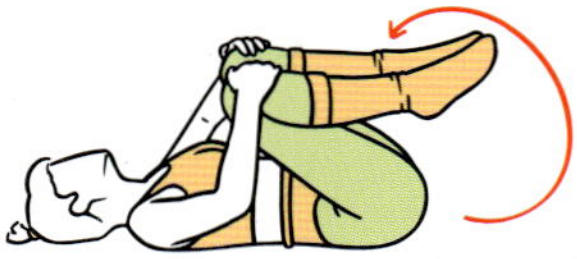

EXERCICE 4

Cercles du bassin.
Faire au minimum : 4 rotations dans un sens puis dans l'autre.

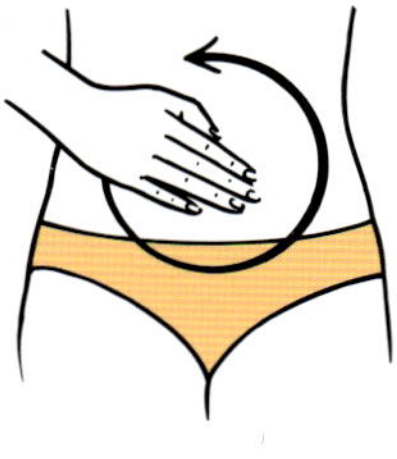

VOTRE AUTO-MASSAGE QUOTIDIEN

Massage du ventre en cercles (sous votre douche par exemple ou après les exercices).
Durée : 2 minutes.
À faire à n'importe quel moment de la journée.

EXERCICE 1 | bras - épaules

RELEVÉS DU BUSTE AVEC UNE JAMBE IMMOBILE À LA VERTICALE

Comment le faire ?

Allongée sur le dos, une jambe tendue à la verticale.
Relevez le buste.

Comment respirer ?

Expirez à chaque relevé de buste.

Combien de répétitions faut-il faire ?

• **Vous êtes sédentaire**
Faites 2 séries de 10 relevés de buste.
Reposez-vous 1 minute entre chaque série.
Et si c'est trop difficile ? Faites des relevés de buste avec les jambes fléchies.

• **Vous êtes plus entraînée**
Faites 2 séries de 20 relevés de buste.
Reposez-vous 30 secondes ou pas du tout entre les séries.

INFO-MUSCULATION

Sachez qu'il existe plusieurs formes et techniques de musculation.

• L'« haltérophilie » comporte 3 techniques essentielles : le développé à deux bras, l'arraché à deux bras, l'épaulé-jeté à deux bras.

• Le « body-building » a pour objectif le développement général de la musculature ou le développement de quelques groupes musculaires.

• Le « circuit-training » vise l'acquisition de la force, de la puissance, de la résistance musculaire et de l'endurance cardio-pulmonaire.

• Le « power-training » améliore la puissance musculaire avec des charges lourdes (barres à disques de musculation), des charges moyennes (medecine ball), ou simplement le poids du corps (acrobaties élémentaires). Ces trois phases s'effectuent sous forme de « circuit ».

Ces méthodes pratiquées à bon escient peuvent être très bénéfiques pour se forger un corps élancé et tonique.

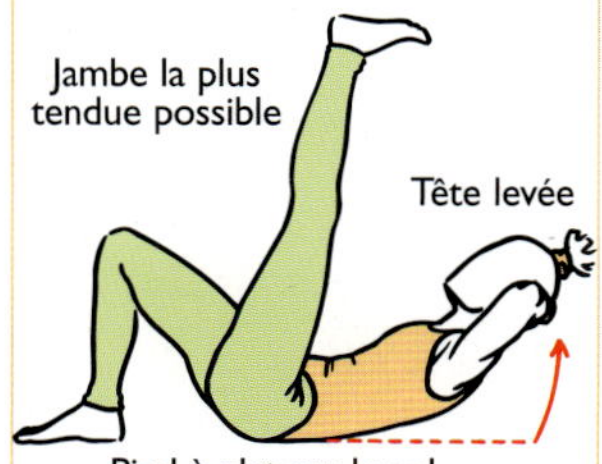

Évitez de remuer la jambe à chaque relevé de buste. Conservez-la le plus immobile possible.

Combien de sortes de contractions musculaires existe-t-il ?

Il y en a 2 :
- la contraction musculaire statique appelée aussi isométrique. Par exemple, quand vous repoussez quelqu'un avec vos bras tendus (les muscles ne s'allongent ni ne se rétrécissent) ;
- la contraction musculaire rythmique ou dynamique. Par exemple, quand vous soulevez un objet (les muscles se rétrécissent).
Dans le cadre du travail abdominal, ces 2 types de contractions sont utilisées.

EXERCICE 2

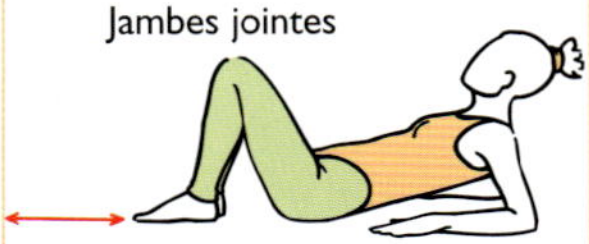

Évitez absolument toute cambrure. Pour cela, contractez bien les muscles abdominaux en avançant les jambes.

En quoi consiste le test de Pinck ?

Il vise à déterminer la proportion de tissu graisseux dans le corps.
Procédez ainsi : pincez-vous au niveau du nombril. Si la peau pincée dépasse 5 cm, vous êtes à la limite de l'obésité.
Toutefois, ne vous affolez pas : avoir un peu de graisse sur le ventre est tout à fait normal et... tellement féminin.

RAMENER ET ÉLOIGNER LES JAMBES SERRÉES

Comment le faire ?

Assise, en appui sur les avant-bras.
Ramenez et éloignez vos jambes sans décoller (ou presque) les pieds du sol.

Comment respirer ?

Expirez par la bouche en ramenant les jambes vers vous.

Combien de répétitions faut-il faire ?

- **Vous êtes sédentaire**

Faites 2 séries de 8 ramenés de jambes sur un rythme lent en contrôlant dos et jambes au maximum.
Reposez-vous 1 minute entre les 2 séries.
Et si c'est trop difficile? Eloignez peu vos jambes du corps.

- **Vous êtes plus entraînée**

Faites 2 séries de 20 ramenés sur un rythme lent en contrôlant dos et jambes au maximum.
Reposez-vous 30 secondes entre les 2 séries.

INFO-GYM

Le rôle essentiel des abdominaux
Les muscles abdominaux ont un rôle essentiel dans le maintien de la colonne vertébrale, surtout les muscles obliques et transverses. Grâce à leur résistance et à l'action de leur pression intro-abdominale, ils s'opposent aux muscles dorso-lombaires.
L'exercice de base pour les muscles abdominaux est le suivant : sur le dos, jambes fléchies, contractez votre ventre au maximum, en appuyant fortement vos reins au sol pendant au moins 6 secondes. Cette technique permet de prendre conscience de la mobilité du bassin et constitue un renforcement musculaire de qualité.
En conséquence, il importe que, lorsque vous passez de la position allongée sur le dos à la position assise, vous arrondissiez le dos, pieds au sol, afin d'éviter toute cambrure lombaire. Il convient également de repasser à la position allongée en déroulant bien le dos.

EXERCICE 3

ÉLEVER À LA VERTICALE EN ALTERNANCE LES JAMBES SERRÉES PUIS ÉCARTÉES

Comment le faire ?

Allongée sur le dos, jambes tendues à la verticale.
Faites des élévations verticales des jambes tendues et serrées en alternance avec des élévations verticales des jambes tendues et écartées. Veillez à ne pas diriger vos jambes vers l'arrière car, dans ce cas, ce sont d'autres groupes musculaires qui sont concernés. Ne craignez pas de bien élever votre bassin à la verticale.

Comment respirer ?

Expirez par la bouche à chaque élévation du bassin.

Combien de répétitions faut-il faire ?

• **Vous êtes sédentaire**
Faites 2 séries de 6 élévations.
Et si c'est trop difficile ? Placez vos mains sous vos fessiers et fléchissez un peu vos jambes sur la descente.

• **Vous êtes plus entraînée**
Faites 2 séries de 8 élévations.

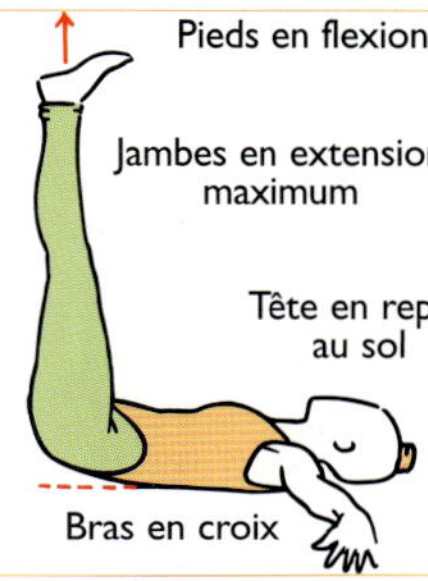

Ne redressez pas la tête à chaque élévation du bassin.

Une bonne habitude

Boire un grand verre d'eau le matin, au lever.

INFO-SPORT

Les exercices sont classés par catégories. On distingue :

1 Les exercices dynamiques et rythmiques	Ils montrent une gestuelle bien visible.	Leurs objectifs sont propres à chacun.
2 Les exercices d'étirement	Ils permettent un allongement et une souplesse musculaires.	Leur objectif est l'amplitude et l'amélioration articulaire et musculaire.
3 Les exercices aérobies (comme le jogging, courir à 11 km/h par exemple)	Ils ne provoquent pas de dette d'oxygène (la fréquence cardiaque se situe entre 110 et 170).	Ils améliorent l'endurance aérobie et musculaire.
4 Les exercices anaérobies (le sprint, l'aérobic, etc.)	Ils provoquent une dette d'oxygène (la fréquence cardiaque se situe entre 170 et 200).	Ils améliorent l'endurance anaérobie, la force et la puissance musculaires.

EXERCICE 4

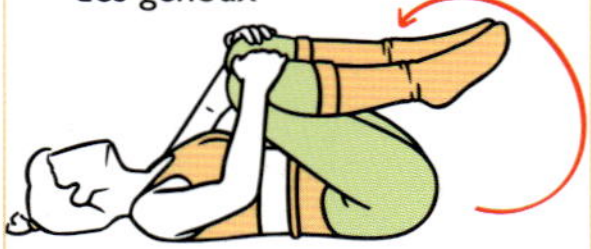
Mains autour des genoux
Pieds souples
Tête sur le sol
Jambes serrées

Pensez à vous relever par le côté et avec une lenteur extrême.

Pourquoi est-il préférable de s'entraîner à faire les exercices abdominaux tous les jours 15 minutes plutôt que 3 fois par semaine 30 minutes?

Tout d'abord, une évidence : faire des mouvements pour les muscles abdominaux pendant 30 minutes est vraiment fastidieux!
Bien qu'il soit bénéfique pour le corps de s'entraîner un jour et de se reposer le lendemain, la majorité des femmes ne disposent que de fort peu de temps et préfèrent faire tous les jours 10 minutes d'exercices.

CERCLES DU BASSIN

Comment le faire?

Sur le dos, jambes repliées vers la poitrine.
Faites de grands cercles avec le bas du corps.

Comment respirer?

Expirez par la bouche en ramenant les jambes vers vous.

Combien de répétitions faut-il faire?

- **Vous êtes sédentaire**

Faites 4 rotations très lentes du bassin dans un sens puis 4 dans l'autre sens.
Et si c'est trop difficile? Réduisez l'amplitude des cercles et détendez bien la nuque sur le sol.

- **Vous êtes plus entraînée**

Faites 6 grandes rotations très lentes du bassin dans un sens puis dans l'autre.

INFO-FORME

Est-il déconseillé de pratiquer des mouvements de culture physique si l'on fait du yoga?
Pas du tout! Ces deux activités ne sont absolument pas incompatibles.
Les professeurs de yoga de très bon niveau sont en général très toniques, très minces et très musclés.
La pratique régulière d'exercices pour les abdominaux ne peut être que bénéfique et permet, lorsqu'on pratique le yoga, d'améliorer la maîtrise de son corps, et ainsi de mieux réaliser les postures.
Il est vrai que les exercices pour les muscles abdominaux conseillés par les professeurs de yoga diffèrent par leur structure, leurs répétitions et leur rythme d'exécution, des exercices conseillés par les professeurs de gymnastique.
Rien n'est contradictoire : tout est différent!

MASSAGE DU VENTRE EN CERCLES

Comment le faire ?

Debout ou assise, une main posée parfaitement à plat sur le ventre. Massez en larges cercles sans trop appuyer, sur un rythme régulier. Tournez dans le sens inverse des aiguilles d'une montre.

Comment respirer ?

Optez pour une respiration la plus lente possible.

Combien de temps faut-il le faire ?

Faites-le 1 à 2 minutes.

Avec quoi vous masser ?

Vous pouvez utiliser votre gel douche pendant votre douche et votre huile pour le corps ensuite. Il est également possible d'utiliser un produit minceur ou anti-cellulite.

RUMEURS : VRAI OU FAUX

• Il est plus bénéfique de consommer un fruit au dessert
Faux ! Il est conseillé de consommer un fruit en début de repas, afin de stimuler les sécrétions de sucs digestifs. Il est recommandé aux personnes dyspeptiques (qui ont une digestion difficile) de prendre un fruit en début de repas ou dans le courant de la journée. En effet, si l'estomac est rempli de nourriture à digestion gastrique longue, le fruit ingéré peut provoquer un effet de fermentation.

• L'alcool fournit des calories identiques à celles des autres boissons ou aliments
Faux ! En effet, les calories de l'alcool ne sont pas utilisées par les muscles durant l'effort, l'alcool s'opposant à l'assimilation des sucres.

• Les enfants doivent boire plus que les adultes
Vrai ! Ils perdent en effet davantage d'eau !

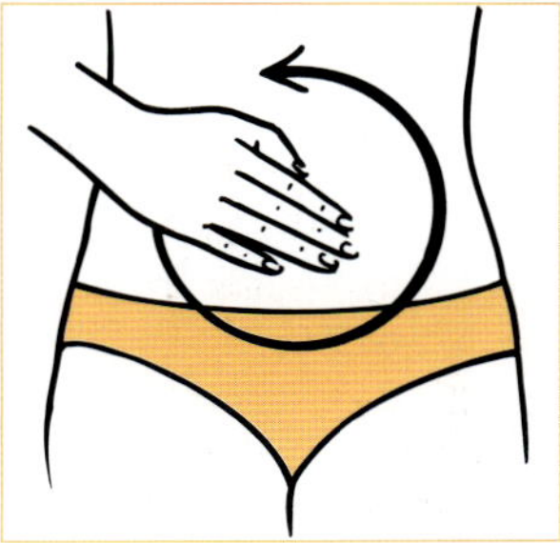

Ne rentrez pas les doigts dans la peau : conservez votre main parfaitement à plat.

La réflexologie

C'est une thérapie douce qui permet, par un simple massage du pied, de prévenir et de soigner les petits problèmes de santé. Elle s'appuie sur le principe que chaque organe est répertorié dans la plante du pied. Le massage dure de 20 à 30 minutes. À essayer absolument : c'est divin !

Programme du mercredi en 15 minutes

Détail des exercices dans les pages suivantes

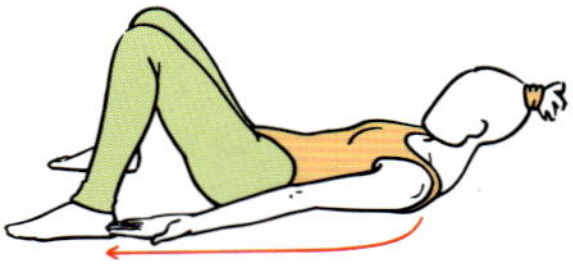

EXERCICE 1

Toucher le talon gauche avec la main gauche puis inverser.
Faire au minimum : 2 séries de 12 «touchés» alternés.
Durée : 3 minutes.
30 secondes de récupération entre les exercices 1 et 2.

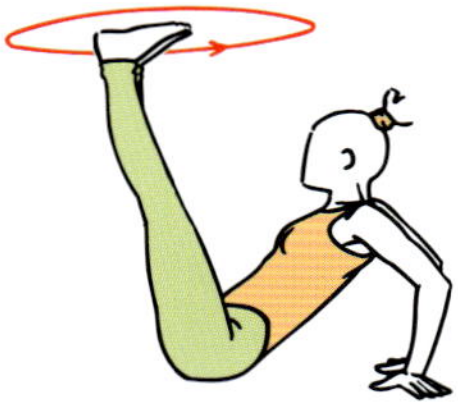

EXERCICE 2

Grands cercles avec les jambes serrées et tendues.
Faire au minimum : 8 cercles dans un sens puis dans l'autre.
Durée : 3 minutes.
30 secondes de récupération entre les exercices 2 et 3.

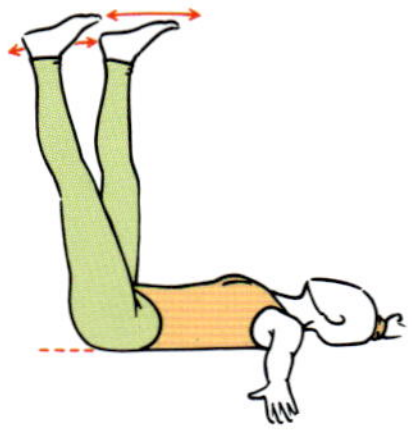

EXERCICE 3

Ramener vers soi les jambes placées l'une derrière l'autre.
Faire au minimum : 2 séries de 12 ramenés de jambes avec la jambe gauche vers l'avant, puis inverser.
Durée : 3 minutes.
30 secondes de récupération entre les exercices 3 et 4.

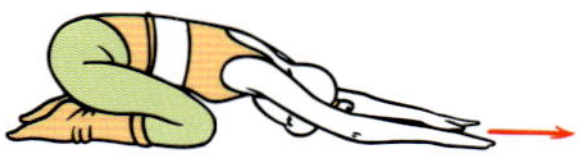

EXERCICE 4

Étirement dorsal.
Faire au minimum : 3 étirements de 6 secondes chacun.

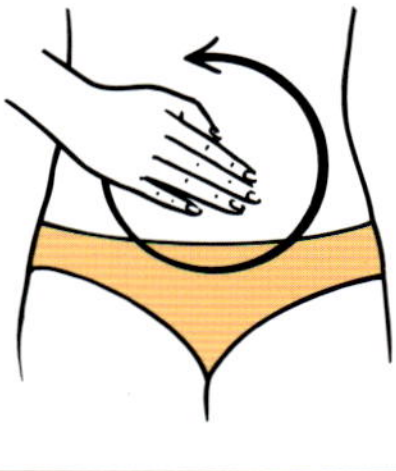

VOTRE AUTO-MASSAGE QUOTIDIEN

Massage du ventre en cercles (sous votre douche par exemple ou après les exercices).
Durée : 2 minutes.
À faire à n'importe quel moment de la journée.

EXERCICE 1

TOUCHER LE TALON GAUCHE AVEC LA MAIN GAUCHE PUIS INVERSER

Comment le faire ?

Allongée sur le dos, jambes repliées.
Touchez en alternance votre talon droit avec la main droite et votre talon gauche avec la main gauche.

Comment respirer ?

Expirez par la bouche à chaque contact talon-main.

Combien de répétitions faut-il faire ?

• Vous êtes sédentaire

Faites 2 séries de 12 touchés alternés, à votre rythme.
Reposez-vous 1 minute entre chaque série.
Et si c'est trop difficile? Contentez-vous de toucher les côtés du corps et non les talons.

• Vous êtes plus entraînée

Faites 2 séries de 25 touchés alternés sur un rythme dynamique.
Reposez-vous 30 secondes entre chaque série.

INFO-FORME

Fatigue, quand tu nous tiens...
Vous avez de plus en plus de mal à vous entraîner, vous vous sentez lasse. Sachez reconnaître les diverses formes de fatigue afin de mieux la traiter. On distingue :
- la fatigue physique qui résulte d'un effort corporel ;
- la fatigue pathologique qui découle d'une anomalie physiologique (ou qui survient parfois à la suite d'une maladie) ;
- la fatigue nerveuse caractérisée par des troubles de la mémoire, un état de réveil insatisfaisant ;
- la fausse fatigue qui entraîne un état second. Cette dernière peut devenir chronique ou survenir en même temps qu'un état dépressif.

Aussi, soyez vigilante avec vous-même : consultez un médecin dès les premiers symptômes au lieu de dire «ça va passer»!

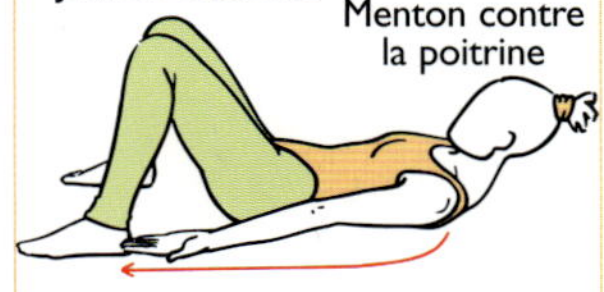

Ne redressez pas la tête ; collez bien le menton au corps en permanence.

Pendant la séance d'en-traînement, vaut-il mieux boire de l'eau de ville ou de l'eau en bouteille ?

L'eau de ville est, en général, d'excellente qualité.
Toutefois, il est utile de changer d'eau régulièrement et d'alterner les eaux à faible minéralisation avec les eaux moyennement et fortement minéralisées.
À la fin d'un entraînement, buvez une eau gazeuse.

EXERCICE 2

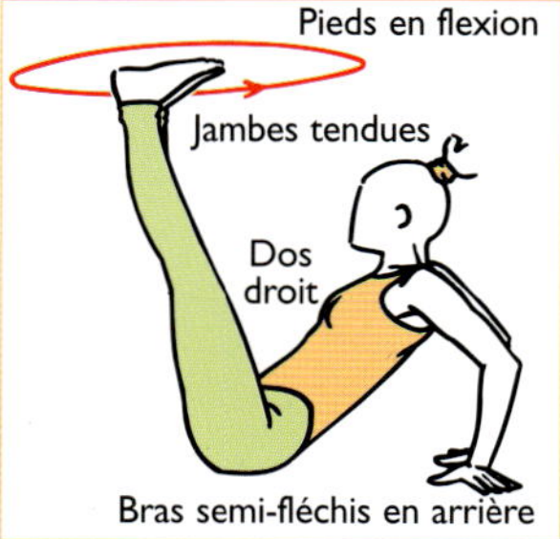

GRANDS CERCLES AVEC LES JAMBES SERRÉES ET TENDUES

Comment le faire ?

Assise, les jambes serréees et tendues en élévation devant vous, le corps en appui sur les mains.
Faites des cercles assez grands avec les jambes.

Comment respirer ?

Expirez par la bouche à chaque fois que les jambes reviennent vers le visage.

Combien de répétitions faut-il faire ?

• **Vous êtes sédentaire**
Faites 8 cercles dans un sens puis dans l'autre, à votre rythme.
Reposez-vous 1 minute entre chaque série.
Et si c'est trop difficile? Faites cet exercice allongée sur le dos.
• **Vous êtes plus entraînée**
Faites 15 cercles sur un rythme lent dans un sens puis dans l'autre.
Reposez-vous 30 secondes entre chaque série.

Si cet exercice vous semble trop difficile, faites-le dos au sol avec les mains sous les fessiers.

Qu'appelle-t-on la micro-nutrition ?

**C'est l'ingestion de micro-nutriments. C'est un peu du dopage naturel. La micro-nutrition apporte des sels minéraux, des oligo-éléments et des vitamines. Il existe aussi des macro-nutriments comme les acides aminés et les acides gras (non synthétisés par l'organisme).
Ce régime permet bien sûr d'éviter les carences et entraîne des remontées de tonus très appréciées. Cette technique est surtout l'apanage des adeptes de la compétition, mais commence à être employée par de simples sportifs.**

INFO-DIÉTÉTIQUE

Attention aux invitations «pro-bourrelets»!
Vous avez envie de perdre 2 kilos mais vous devez vous rendre absolument à ce dîner. Pas de panique : soyez simplement informée!

Pour l'apéritif
Evitez les pistaches (délicieuses mais 100 calories pour 25).
Préférez une coupe de champagne (120 calories) ou... un verre d'eau.

À table
Mastiquez longtemps! Cela évite de vous resservir. Acceptez quand même un verre de vin (seulement 60 ou 70 calories). Prenez peu de salade (à cause de la vinaigrette) et refusez le fromage.
Si vous avez le choix du dessert, prenez un fruit.
Prenez juste un morceau de pain pour tout le repas.

EXERCICE 3

RAMENER VERS SOI LES JAMBES PLACÉES L'UNE DERRIÈRE L'AUTRE

Comment le faire ?

Sur le dos, vos jambes l'une derrière l'autre (talon d'un pied touchant les orteils de l'autre). Ramenez ainsi les deux jambes vers vous en soulevant un peu le bassin.

Comment respirer ?

Expirez par la bouche à chaque ramené de jambes.

Combien de répétitions faut-il faire ?

• Vous êtes sédentaire

Faites 2 séries de 12 ramenés de jambes avec la jambe gauche devant puis 2 séries de 12 ramenés avec la jambe droite devant. Reposez-vous 1 minute entre les deux séries.

Et si c'est trop difficile? Fléchissez vos jambes et placez vos mains sous les fessiers.

• Vous êtes plus entraînée

Faites 2 séries de 20 ramenés de jambes avec la jambe gauche devant puis 2 séries de 20 ramenés avec la jambe droite devant. Reposez-vous 30 secondes entre chaque série.

INFO-SANTÉ

La différence entre fatigue et asthénie

L'asthénie se traduit par une fatigue intense qui survient tout à coup et qui perdure malgré les efforts pour retrouver une alimentation normale, un bon sommeil et une certaine sérénité. Elle peut constituer le symptôme d'une maladie soit psychique soit organique. Mais il peut y avoir de nombreuses causes différentes : une carence vitaminique ou minérale, une insuffisance respiratoire, une maladie du sang...

Le praticien indique en général une multi-exploration dans les domaines psychologique et biologique pour en déterminer les causes. L'asthénie est souvent liée au surmenage et à un début de dépression.

La vraie fatigue est plutôt passagère et il suffit de se reposer et de se nourrir convenablement pour qu'elle disparaisse.

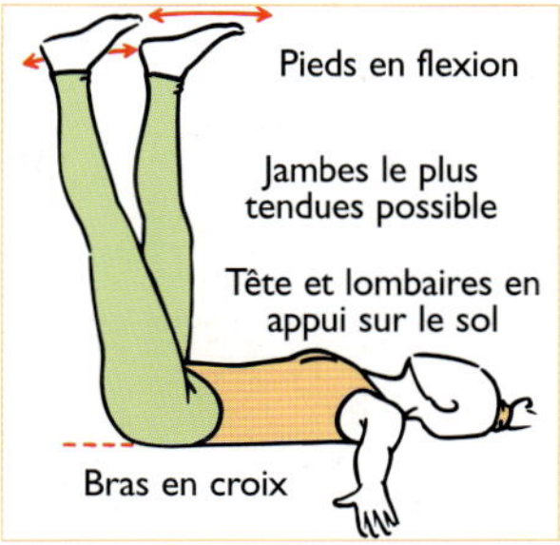

Évitez de fléchir les jambes en les ramenant vers vous, ou de prendre de l'élan.

Existe-t-il des crèmes amincissantes « miracles » pour enlever la petite graisse du ventre ?

Il faut savoir que l'efficacité d'une crème est liée à sa qualité de pénétration. On a constaté, ces derniers temps, que ce sont les gels qui pénètrent le mieux la peau. Toutefois les gels-crèmes sont assez efficaces et d'un emploi plus agréable. Préférez les produits renfermant au moins 5% de substances telles que caféine, ginkgo, lierre et théophylline.

EXERCICE 4

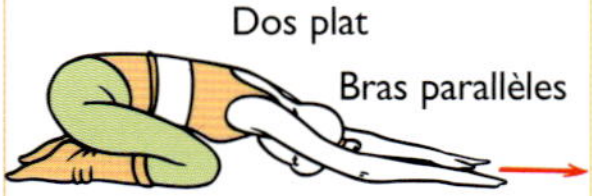

Ne soulevez pas les fessiers des talons.

Le massage suédois

Il est apparu au début du xxᵉ siècle et avait pour objectif de devenir le massage des sportifs.
Ce massage n'excède pas 1 heure et concerne tout le corps. Il a pour rôle de mettre un sportif en condition avant une épreuve et d'assouplir ses muscles après celle-ci.
Ce massage commence par la zone abdominale puis continue par les jambes, les cuisses, pour se terminer par le dos, le cou et le thorax.

ÉTIREMENT DORSAL

Comment le faire ?

À genoux, fessiers en appui sur les talons.
Étirez vos bras devant vous au maximum en conservant le dos plat, pendant 6 ou 8 secondes.

Comment respirer ?

Expirez très lentement par la bouche.

Combien de répétitions faut-il faire ?

• **Vous êtes sédentaire :**
Faites 3 étirements de 6 secondes chacun.
Et si c'est trop difficile ? Regardez-vous de profil devant une glace et n'étirez le dos que pendant 3 secondes.
• **Vous êtes plus entraînée :**
Faites 3 étirements de 8 secondes chacun.

INFO-FORME

Les effets méconnus du stretching
Le stretching non seulement assouplit les muscles et les articulations, mais a également un effet positif sur l'hyper-activité chronique du système sympathique ainsi qu'un effet de stimulation sur le parasympathique (les deux systèmes nerveux régulateurs de la vie végétative).
On a constaté, en effet, que les postures d'extension engendrent un mouvement épidermique qui active des fonctions autonomes telles que l'irrigation de l'estomac ou des intestins.
De plus, le fait de respirer lentement et de contrôler ses gestes a une action régénératrice sur l'organisme : le corps travaille un peu au ralenti. La contraction musculaire diminue ou disparaît.
On ne saurait trop recommander cette discipline aux hyperactives !

VOTRE AUTO-MASSAGE

MASSAGE DU VENTRE EN CERCLES

Comment le faire ?

Debout ou assise, une main posée parfaitement à plat sur le ventre. Massez en larges cercles sans trop appuyer, sur un rythme régulier. Tournez dans le sens inverse des aiguilles d'une montre.

Comment respirer ?

Optez pour une respiration la plus lente possible.

Combien de temps faut-il le faire ?

Faites-le 1 à 2 minutes.

Avec quoi vous masser ?

Vous pouvez utiliser votre gel douche pendant votre douche et votre huile pour le corps ensuite. Il est également possible d'utiliser un produit minceur ou anti-cellulite.

QUESTIONS DIÉTÉTIQUES

• Pourquoi, pour une même activité physique et un poids identique, l'homme et la femme ne brûlent-ils pas le même nombre de calories ?
L'homme possédant une masse musculaire plus importante, il consomme plus d'énergie que la femme pour un même effort. Le corps de la femme contient proportionnellement plus de graisses. La graisse étant une masse inerte, elle ne dépense pas d'énergie. En résumé, une personne musclée consomme plus de calories qu'une personne qui ne l'est pas pour un geste identique.

• Quelle quantité d'alcool l'organisme peut-il brûler sans dommage?
L'organisme peut brûler 100 mg d'alcool par kilo de poids du corps et par heure. L'alcool est transformé en acide acétique par une enzyme présente dans le foie.

• Combien de protéines un adulte européen doit-il consommer par jour ?
Hommes : 80 grammes / femmes : 60 grammes.

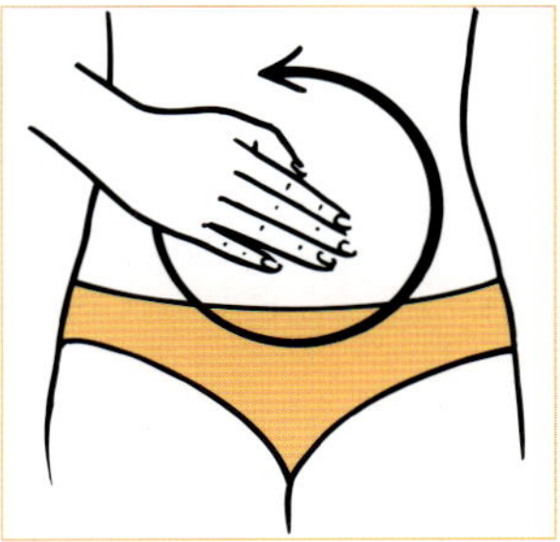

Ne rentrez pas les doigts dans la peau : conservez votre main parfaitement à plat.

Conseils

• Si un exercice vous semble trop difficile, ne scindez pas les séries de façon anarchique. Par exemple : faire 2 mouvements, s'arrêter, refaire 5 mouvements puis s'arrêter à nouveau. Mieux vaut faire des séries de mouvements réguliers.
• Ne contractez pas le haut du corps pendant les exercices d'abdominaux.
• Expirez bien au moment le plus intense de l'effort.
• Ne relâchez pas brusquement la contraction abdominale sur l'exercice final : essayez de relâcher progressivement la tension.

Programme du jeudi en 15 minutes

Détail des exercices dans les pages suivantes

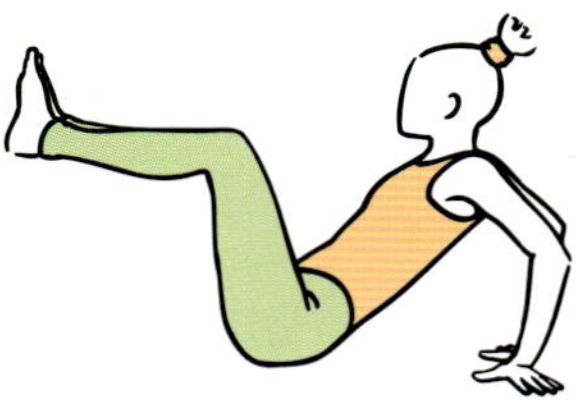

EXERCICE 1

Éloigner le buste et les jambes écartées et serrées en alternance devant soi.

Faire au minimum : 2 séries de 8 répétitions.

Durée : 3 minutes.

30 secondes de récupération entre les exercices 1 et 2.

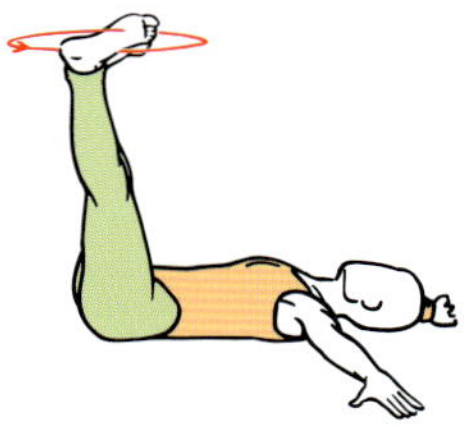

EXERCICE 2

Cercles d'une seule jambe.

Faire au minimum : 10 cercles dans un sens et 10 dans l'autre.

Durée : 3 minutes.

30 secondes de récupération entre les exercices 2 et 3.

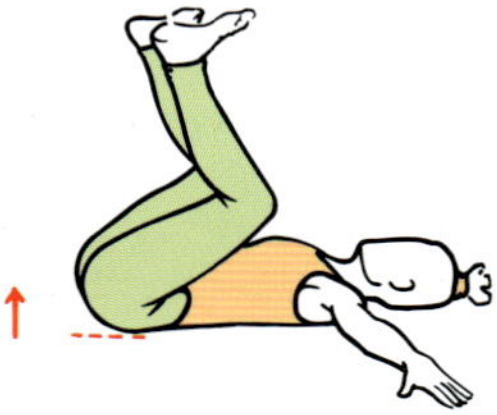

EXERCICE 3

Elévations du bassin, avec les jambes fléchies et écartées en contraction abdominale.

Faire au minimum :2 séries de 10 extensions.

Durée : 3 minutes.

30 secondes de récupération entre les exercices 3 et 4.

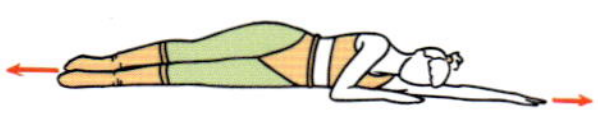

EXERCICE 4

Étirement latéral.

Faire au minimum : 3 étirements de 6 secondes chacun.

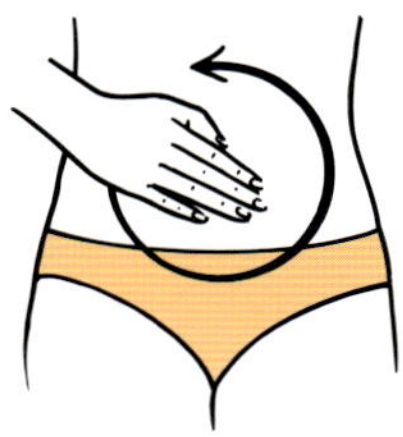

VOTRE AUTO-MASSAGE QUOTIDIEN

Massage du ventre en cercles (sous votre douche par exemple ou après les exercices).

Durée : 2 minutes.

À faire à n'importe quel moment de la journée.

EXERCICE 1

ÉLOIGNER LE BUSTE ET LES JAMBES ÉCARTÉES ET SERRÉES EN ALTERNANCE DEVANT SOI

Comment le faire ?

Assise, le corps en appui sur les mains.
Éloignez simultanément le buste et les jambes, ces dernières étant une fois sur deux serrées ou écartées !

Comment respirer ?

Expirez par la bouche en ramenant le buste et les jambes.

Combien de répétitions faut-il faire ?

• **Vous êtes sédentaire**
Faites 2 séries de 8 répétitions à votre rythme.
Reposez-vous 1 minute entre chaque série.
Et si c'est trop difficile ? Eloignez juste les jambes dans un premier temps.

• **Vous êtes plus entraînée**
Faites 2 séries de 16 répétitions sur un rythme dynamique.
Reposez-vous 30 secondes entre chaque série.

INFO-FORME

Le shiatsu (shi = doigt ; atsu = pression) au service des sportives !
Le shiatsu est une sorte de massage par pressions qui a pour but de soulager. Il s'apparente à la digitopuncture (acupuncture avec les doigts ou à l'aide d'aiguilles).
Le praticien effectue des pressions avec un pouce (ou les deux), avec l'extrémité des doigts, avec les paumes ou les doigts entrecroisés. Il élimine les contractures et les douleurs musculaires en agissant sur l'énergie emprisonnée dans les régions contractées.
Le flux énergétique du corps peut alors circuler librement.
Les points de pression de shiatsu sont au nombre de 660. Il sont placés sur les méridiens du corps.
Certains points, par exemple, ont pour rôle de tonifier le cœur.
Le shiatsu a également une fonction relaxante et esthétique.
Il est pratiqué dans certains instituts de beauté ou cabinets paramédicaux.

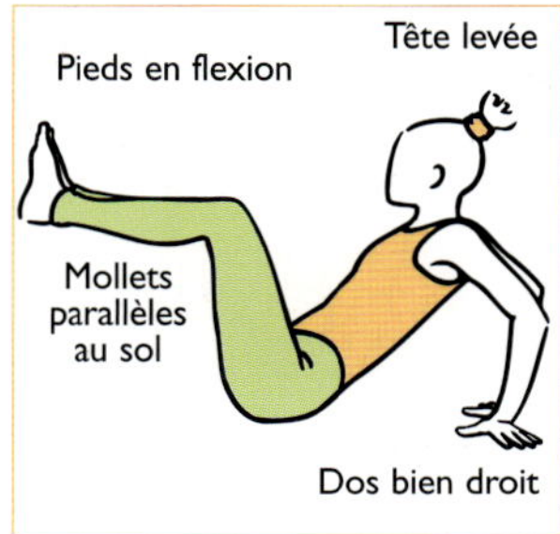

Arrondissez le dos le moins possible.

A quel type morphologique appartenez-vous ?

• **La mésomorphe :**
Vous êtes plutôt musclée et résistante.
• **L'ectomorphe :**
Vous êtes fragile avec une petite ossature.
• **L'endomorphe :**
Vous êtes plutôt ronde avec de gros os.
Rappelez-vous que le poids n'est pas toujours le bon critère puisque les muscles pèsent plus lourd que la graisse.

EXERCICE 2 | taille - dos

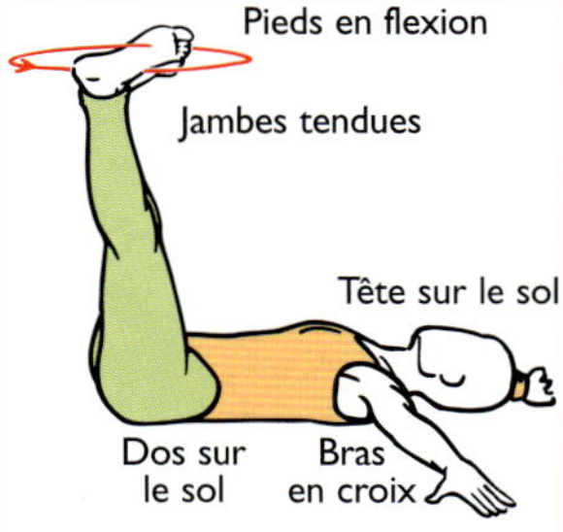

Ne laissez pas descendre peu à peu la jambe censée demeurer immobile.

Un mot sur le jeûne

Qui n'a pas été tentée un jour de jeûner afin de prendre un bon départ pour maigrir? Ce n'est vraiment pas la solution.
Dès qu'on cesse de manger, le corps puise du glucose dans le foie (pour alimenter le cerveau), puis dans les protéines musculaires. Il n'ira brûler les graisses qu'au bout de plusieurs jours. Les adeptes du jeûne se font une réserve de graisse dès qu'ils se réalimentent.
Conclusion : le jeûne est à éviter impérativement!

CERCLES D'UNE SEULE JAMBE

Comment le faire?

Sur le dos, les jambes écartées à la verticale.
Faites des cercles avec une jambe, l'autre tenue immobile.

Comment respirer?

Expirez par la bouche en ramenant la jambe vers le visage.

Combien de répétitions faut-il faire?

• **Vous êtes sédentaire**
Faites avec une jambe 10 cercles dans un sens, puis dans l'autre. Recommencez avec l'autre jambe.
Reposez-vous 30 secondes entre chaque série.
Et si c'est trop difficile? Ecartez juste les jambes dans un premier temps.
• **Vous êtes plus entraînée**
Faites d'une seule jambe 20 cercles dans un sens puis dans l'autre. Recommencez avec l'autre jambe.
Reposez-vous 30 secondes entre chaque série.

INFO-DIÉTÉTIQUE

On distingue plusieurs formes de végétarisme :
• Les lactovégétariens qui ne consomment pas d'œufs mais mangent parfois du poisson et des produits laitiers.
• Les ovovégétariens qui consomment des produits d'origine végétale, mais s'autorisent les œufs et le poisson.
• Les ovolactovégétariens qui consomment des produits d'origine végétale, des œufs, des produits laitiers et du poisson.
Il convient de connaître les tendances du restaurant végétarien où vous vous rendez.
Attention : ne confondez pas le végétarisme et le végétalisme, qui n'autorise aucun aliment d'origine animale.

EXERCICE 3

ÉLÉVATIONS DU BASSIN, AVEC LES JAMBES FLÉCHIES ET ÉCARTÉES EN CONTRACTION ABDOMINALE

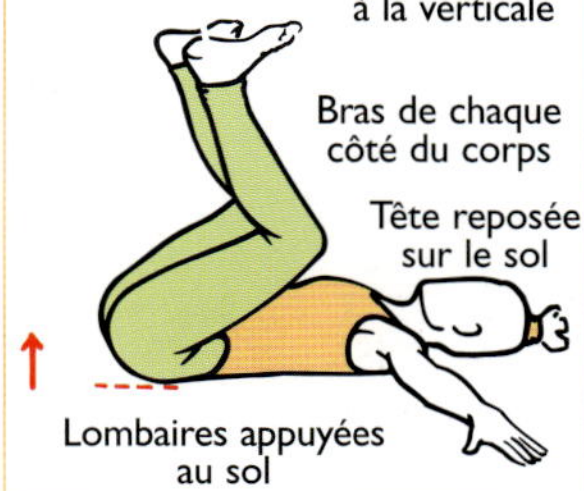
Jambes fléchies
à la verticale
Bras de chaque
côté du corps
Tête reposée
sur le sol
Lombaires appuyées
au sol

Comment le faire?

Allongée sur le dos.
Élevez votre bassin, les jambes fléchies écartées et immobiles.
Efforcez-vous de conserver un angle constant entre l'arrière des cuisses et les mollets.

Comment respirer?

Expirez par la bouche pendant l'extension des jambes.

Combien de répétitions faut-il faire?

• **Vous êtes sédentaire**
Faites 2 séries de 10 extensions.
Reposez-vous 1 minute entre chaque série.
Et si c'est trop difficile? Resserrez vos jambes et élevez peu votre bassin.

• **Vous êtes plus entraînée**
Faites 2 séries de 20 extensions.
Reposez-vous 30 secondes entre chaque série.

INFO-DIÉTÉTIQUE

Les injustices des calories
Êtes-vous de celles qui brûlent aisément leurs calories et conservent une ligne de star, ou faites-vous partie de celles qui grossissent en regardant un gâteau? Tout est la faute du métabolisme basal (ce sont les calories brûlées au repos par l'organisme) qui varie d'une personne à l'autre.
La seule solution : augmenter ses dépenses caloriques en s'activant au maximum, y compris dans la vie quotidienne. Par exemple, lorsque vous faites des courses, vous dépensez entre 200 et 300 calories en portant de gros sacs et autant quand vous faites le ménage.
Et la dépense en calories du travail intellectuel? Elle est nulle! Votre cerveau, au paroxysme de son énergie, consomme 1 gramme de glucides (4 calories) par heure. Si vous travaillez à l'ordinateur, vous dépensez 25 calories de plus par heure.

Ne tendez pas les jambes en levant le bassin pour vous aider, car dans ce cas il ne s'agit plus du même exercice.

Pourquoi les aliments enrichis?

De nos jours, les aliments sont le plus souvent pauvres en nutriments, surtout en raison des nouvelles méthodes d'agriculture.
Les industriels ajoutent donc des vitamines dans le lait et les produits céréaliers.
Il faut bien absorber cet apport vitaminique en n'oubliant pas, par exemple, qu'un excès de vitamine C peut provoquer des lésions aux reins.

EXERCICE 4

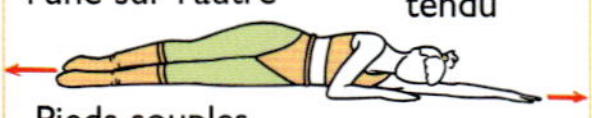

Gardez tout le corps sur une même ligne. Pour cela, veillez à avoir le bras tendu suffisamment vers l'arrière.

Que se passe-t-il lorsqu'on étire un muscle?

À chaque étirement, le muscle réagit en se contractant. Cette contraction peut être statique ou dynamique. Le stretching favorise le relâchement des fibres musculaires pour l'obtention d'un étirement maximal.

Avec la pratique, cette contraction musculaire réflexe s'affaiblit et l'étirement augmente.

ÉTIREMENT LATÉRAL

Comment le faire?

Allongée sur le côté, la tête en repos sur un bras tendu, les jambes l'une sur l'autre.

Étirez au maximum les deux jambes et le bras tendu pendant 6 ou 8 secondes.

Comment respirer?

Expirez par la bouche pendant l'extension.

Combien de répétitions faut-il faire?

- **Vous êtes sédentaire**

Faites 2 extensions sur le côté gauche, puis 2 sur le côté droit, d'une durée de 6 secondes chacune.

Et si c'est trop difficile? Fléchissez vos jambes devant vous.

- **Vous êtes plus entraînée**

Faites 2 extensions sur le côté gauche puis 2 sur le côté droit d'une durée de 8 secondes chacune.

INFO-DIÉTÉTIQUE

Faut-il ingérer des compléments minéraux et vitaminiques si l'on pratique plus de quatre heures de fitness ou de jogging par semaine?

Si vous pratiquez une activité sportive plusieurs heures par semaine, vous avez un besoin de vitamines et de minéraux plus important qu'une personne sédentaire.

Si vous avez une alimentation équilibrée, vous n'avez pas besoin d'apports nutritionnels supplémentaires, ceux-ci ne devant intervenir qu'en cas de nourriture peu variée et de régimes restrictifs. Il faut savoir qu'une carence alimentaire peut avoir autant de conséquences négatives qu'un excès.

Les «dopants» comme par exemple la caféine, le ginseng et la lécithine, vendus en pharmacie, ne sont pas à la hauteur des vertus qu'on leur prête et ne contribuent pas à l'amélioration de la condition physique. En revanche, une orange ou un citron pressés après l'entraînement sont d'une part très agréables et d'autre part bénéfiques à l'organisme.

VOTRE AUTO-MASSAGE

MASSAGE DU VENTRE EN CERCLES

Comment le faire ?

Debout ou assise, une main posée parfaitement à plat sur le ventre. Massez en larges cercles sans trop appuyer, sur un rythme régulier. Tournez dans le sens inverse des aiguilles d'une montre.

Comment respirer ?

Optez pour une respiration la plus lente possible.

Combien de temps faut-il le faire ?

Faites-le 1 à 2 minutes.

Avec quoi vous masser ?

Vous pouvez utiliser votre gel douche pendant votre douche et votre huile pour le corps ensuite. Il est également possible d'utiliser un produit minceur ou anti-cellulite.

RUMEURS : VRAI OU FAUX

• Les fruits rouges sont les fruits les moins caloriques
Vrai ! Les myrtilles ne dépassent pas 16 calories pour 100 grammes. Les groseilles et les fraises approchent 30 à 40 calories pour 100 grammes. Les mûres et les framboises équivalent à 40 calories pour 100 grammes. Les cassis comptent 60 calories pour 100 grammes. Les cerises donnent 70 calories pour 100 grammes.

• Il est indispensable de supprimer l'huile et les autres matières grasses pour rester mince
Faux ! Il est vital de conserver des matières grasses dans toute alimentation équilibrée. Elles renferment entre autres les vitamines liposolubles indispensables à l'organisme. Éliminer toute trace de graisse de son alimentation engendre une sécheresse de la peau et l'apparition précoce des rides.

• Les céréales contiennent de nombreux minéraux
Vrai ! Les principaux minéraux sont le phosphore, le magnésium, le calcium, le potassium, le cuivre, le zinc et le fer.

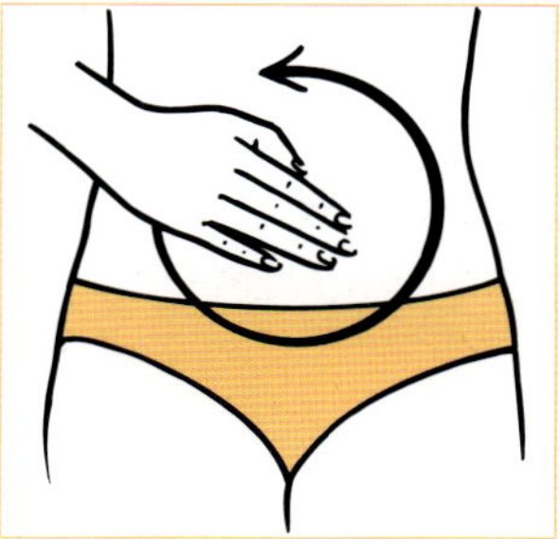

Ne rentrez pas les doigts dans la peau : conservez votre main parfaitement à plat.

Trois dernières nouveautés...

• Le « perfect lady »
Il dispense de la crème et émet des vibrations qui massent et aident à la pénétration de la crème.

• Le « gold'hand »
Il possède un moteur électrique puissant qui décongestionne et retonifie le tissu musculaire.

• Le « Rf 6000 thermomassage »
C'est un appareil qui possède plusieurs têtes de massage et est conseillé pour les contractures. Il joue également un rôle anti-stress.

Programme du vendredi en 15 minutes

Détail des exercices dans les pages suivantes

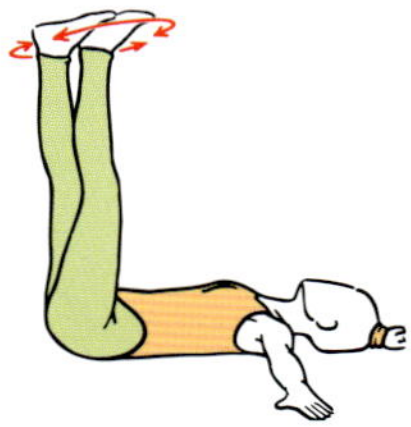

EXERCICE 1

Faire passer une jambe tendue devant l'autre immobile.

Faire au minimum : 10 passages de la jambe gauche puis 10 de la droite.

Durée : 3 minutes.

30 secondes de récupération entre les exercices 1 et 2.

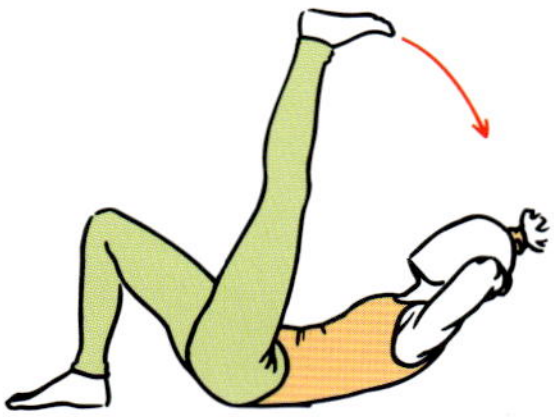

EXERCICE 2

Passages vers l'épaule gauche puis droite de la jambe tendue en conservant le buste immobile.

Faire au minimum : 12 mouvements de la jambe gauche puis 12 de la droite. Durée : 3 minutes.

30 secondes de récupération entre les exercices 2 et 3.

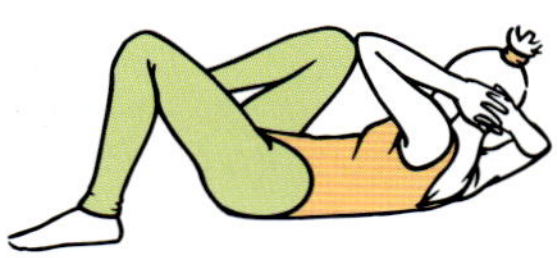

EXERCICE 3

Relevés du buste vers la jambe fléchie en hauteur.

Faire au minimum : 12 mouvements de la jambe gauche en élévation puis 20 de la droite.

Durée : 3 minutes.

30 secondes de récupération entre les exercices 3 et 4.

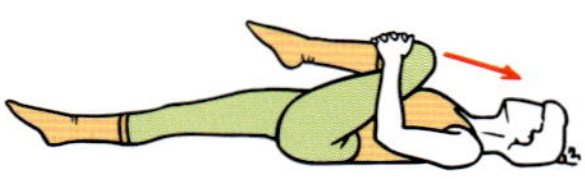

EXERCICE 4

Étirement avec une jambe fléchie.

Faire au minimum : 2 étirements de chaque jambe.

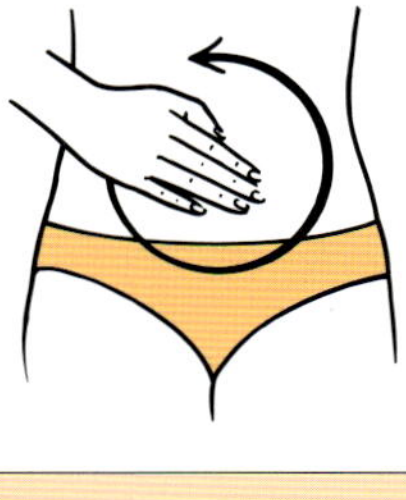

VOTRE AUTO-MASSAGE QUOTIDIEN

Massage du ventre en cercles (sous votre douche par exemple ou après les exercices).

Durée : 2 minutes.

À faire à n'importe quel moment de la journée.

EXERCICE 1

FAIRE PASSER UNE JAMBE TENDUE DEVANT L'AUTRE IMMOBILE

Comment le faire ?

Allongée sur le dos, les jambes tendues à la verticale.
Faites passer une jambe devant l'autre, conservée immobile.

Comment respirer ?

Expirez par la bouche à chaque passage de la jambe (ou une fois sur deux).

Combien de répétitions faut-il faire ?

• **Vous êtes sédentaire**

Faites 10 passages de la jambe gauche puis 10 de la droite.
Et si c'est trop difficile? Fléchissez la jambe immobile ou posez le pied sur le sol.

• **Vous êtes plus entraînée**

Faites 20 passages de la jambe gauche puis 20 de la droite.

INFO-FORME

Pour éliminer graisses et cellulite, quels appareils de cardio-training convient-il d'acheter pour l'appartement?
• Le tapis roulant est l'engin le plus intéressant. Faites plutôt l'acquisition d'un appareil assez lourd, à plate-forme inclinable, et doté d'un contrôleur de pulsations cardiaques. Il permet la marche et la course pour éliminer progressivement les calories tout en renforçant le système cardio-pulmonaire.
• Les vélos d'appartement et les rameurs sont aussi très efficaces. Préférez-les stables, solides et surtout pas trop compliqués.
Avec ces appareils comme pour toute activité physique, il faut dépasser la demi-heure d'entraînement pour commencer à faire diminuer la masse graisseuse et obtenir un résultat esthétique.
Un conseil : ne vous lancez pas dans ce type d'achat sans l'avis d'un professionnel de la forme... ni celui de votre médecin ! N'hésitez pas à mettre le prix : les produits bon marché ne résistent pas au temps.

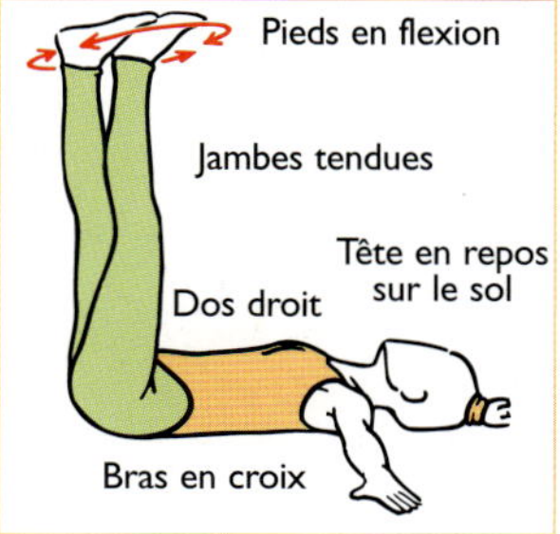

Gardez la jambe inactive le plus immobile possible.

N'est-il pas contre-indiqué de pratiquer des exercices abdominaux en période menstruelle ?

Non ! Sauf si l'effort occasionné provoque une grande fatigue ou génère une douleur organique. Cela est personnel.
Certaines femmes supportent très bien l'activité physique pendant leurs règles, d'autres pas du tout en raison d'un ventre sensible et de la lassitude propre à cette période.

EXERCICE 2

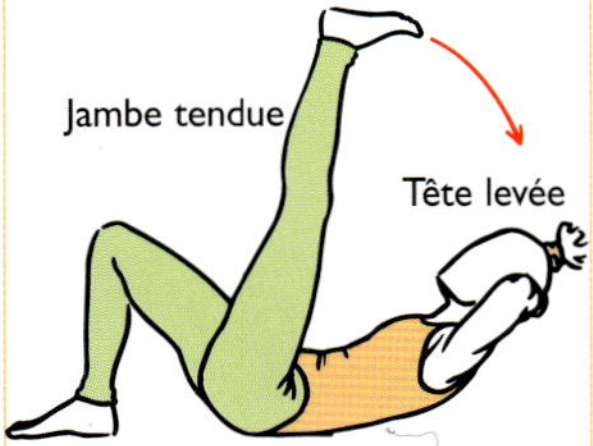

Remontez le buste au maximum.

Exercice et concentration

Si vous avez du mal à réaliser des exercices quels qu'ils soient en raison d'un manque de concentration, entraînez-vous à cet exercice de base pour vous aider à progresser. Allongez-vous, concentrez-vous sur une jambe et sentez combien elle pèse lourd. Imprégnez-vous de cette sensation avant de passer à l'autre jambe puis aux bras.

PASSAGES VERS L'ÉPAULE GAUCHE PUIS DROITE DE LA JAMBE TENDUE EN CONSERVANT LE BUSTE IMMOBILE

Comment le faire ?

Allongée sur le dos, une jambe fléchie, le buste relevé et immobile. Ramenez l'autre jambe tendue vers l'épaule gauche puis vers l'épaule droite en alternance.

Comment respirer ?

Expirez par la bouche en ramenant la jambe vers vous.

Combien de répétitions faut-il faire ?

• **Vous êtes sédentaire**

Faites 12 mouvement de la jambe gauche.

Reposez-vous 30 secondes puis recommencez avec la jambe droite.

Et si c'est trop difficile? Reposez le corps au sol.

• **Vous êtes plus entraînée**

Faites 20 mouvements de la jambe gauche puis 20 mouvements de la jambe droite.

INFO-FORME

Sport et sommeil

Impossible de bien s'entraîner sans une récupération de qualité par le sommeil.

C'est pendant la phase de sommeil lent et profond que l'hormone de croissance est produite à 75%. Cette hormone contribue à accélérer le phénomène de cicatrisation, à améliorer l'état d'une fracture, à réduire l'état graisseux et à diminuer le taux de cholestérol.

Il faut savoir que le sommeil stimule la production de prolactine (hormone qui joue un rôle dans l'activité sexuelle) et d'insuline. En plus de son influence sur l'organisation du système nerveux et de la mémoire, il permet au corps une régénération indispensable. Celle-ci se révèle aussi bien au niveau musculaire qu'au niveau de la coordination gestuelle.

Ainsi, pour tirer profit de vos séances quotidiennes d'exercices pour les abdominaux, dormez le temps qui vous est nécessaire !

EXERCICE 3

RELEVÉS DU BUSTE VERS LA JAMBE FLÉCHIE EN HAUTEUR

Comment le faire ?

Allongée sur le dos, une jambe fléchie avec le pied en appui sur le sol, l'autre jambe également fléchie mais en élévation et immobile. Faites des relevés de buste vers la jambe en élévation.

Comment respirer ?

Expirez par la bouche le plus lentement possible.

Combien de répétitions faut-il faire ?

• Vous êtes sédentaire

Faites 20 relevés de buste vers la jambe gauche en élévation, puis 20 relevés de buste vers la jambe droite en élévation. Reposez-vous 1 minute entre les 2 séries.

Et si c'est trop difficile ? Aidez-vous en tenant d'une main la jambe en élévation.

• Vous êtes plus entraînée

Faites 30 relevés de buste vers la jambe gauche en élévation puis 30 relevés de buste vers la jambe droite en élévation.

Reposez-vous 30 secondes entre les deux séries.

INFO-FORME

Que penser de la planche inclinée pour s'exercer ?

Elle est destinée au travail général des muscles abdominaux.

Toutefois, il convient d'être déjà assez entraînée pour l'utiliser car les exercices sur la planche nécessitent un dos bien musclé.

Il importe de toujours travailler avec les pieds près du bassin et surtout de ne pas trop incliner la planche au début.

Veillez également à ne pas trop reculer votre dos à chaque mouvement.

N'achetez pas ce type de matériel si vous avez des problèmes de vertèbres cervicales !

Évitez de porter des vêtements synthétiques pour utiliser la planche afin de ne pas glisser.

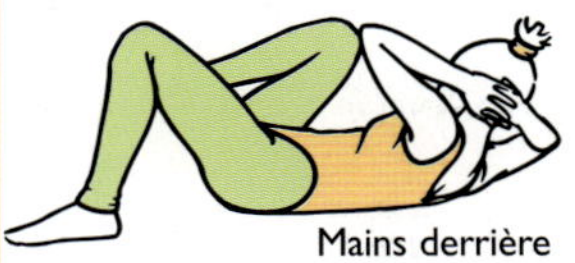

Ne fléchissez pas la jambe trop près du visage afin de conserver un minimum d'amplitude de travail.

Amusez-vous à vous mesurer !

1. Mesurez votre taille.
2. Mesurez vos hanches.
3. Divisez votre tour de taille par votre tour de hanches.
Exemple : 55 cm de tour de taille divisé par 85 cm de tour de hanches donne 0,64.
Si le résultat obtenu est compris entre 0,64 et 0,84, vous êtes dans la norme !
Pour les hommes, le résultat doit être compris entre 0,85 et 1.

EXERCICE 4

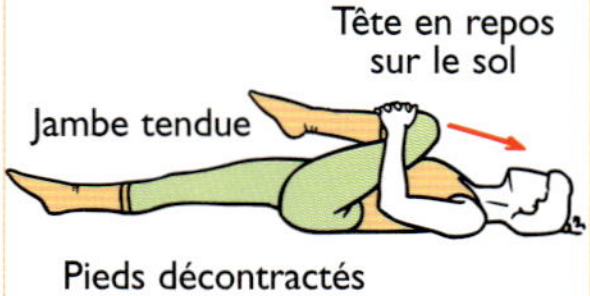

Veillez à bien conserver la jambe tendue entièrement sur le sol durant l'étirement.

Forme et soleil

Il est essentiel de s'exposer au soleil 15 ou 30 minutes par jour afin de synthétiser 50 à 90% de la vitamine D absorbée.
Celle-ci est très importante et de plus en plus de personnes souffrent d'une carence de cette vitamine (essentiellement en raison du mode de vie actuel qui fait passer plus de temps à l'intérieur).
On la trouve dans l'huile de foie de morue, le foie, le jaune d'œuf, le beurre, le lait, etc.

ETIREMENT AVEC UNE JAMBE FLÉCHIE

Comment le faire?

Allongée sur le dos, une jambe tendue, l'autre repliée vers soi. Ramenez en expirant lentement la jambe fléchie vers vous pendant 6 ou 8 secondes.

Comment respirer?

Expirez par la bouche le plus lentement possible.

Combien de répétitions faut-il faire?

- **Vous êtes sédentaire :**

Faites 2 étirements de chaque jambe, de 6 secondes chacun. Et si c'est trop difficile? Repliez la jambe tendue, pied au sol.

- **Vous êtes plus entraînée :**

Faites 2 étirements de chaque jambe, de 8 secondes chacun.

INFO-SANTÉ

Les produits pour acquérir un ventre plat
• Les plus connus : les coupe-faim (anorexigènes). Ils sont de moins en moins prescrits... si ce n'est aux personnes obèses, ayant vraiment tout essayé.
• Des cocktails «coupe-faim» sont parfois préparés en pharmacie et contiennent des substances à n'utiliser qu'exceptionnellement et sous contrôle médical. D'ailleurs, la plupart ont été retirés de la vente, ces produits ayant des conséquences néfastes pour la santé.
• Les produits «gonflants» : ils contiennent soit une sorte de gomme, soit des fibres qui gonflent dans l'estomac. Il importe de boire suffisamment pour ne pas être déshydratée. Les utilisateurs reprennent leurs kilos perdus par sous-alimentation dès qu'ils se réadaptent à une alimentation normale.
• Les produits brûleurs «ventre plat» : ils contiennent parfois diverses sustances surprenantes comme la silice, l'argile, et même du lithothame (sable). Certaines ne jurent que par eux, d'autres sont sceptiques.
• Les plantes qui font mincir : purgatives, elles aident à drainer le corps. Certains prétendent pourtant que boire de l'eau fait le même effet.

VOTRE AUTO-MASSAGE

MASSAGE DU VENTRE EN CERCLES

Comment le faire ?

Debout ou assise, une main posée parfaitement à plat sur le ventre. Massez en larges cercles sans trop appuyer, sur un rythme régulier. Tournez dans le sens inverse des aiguilles d'une montre.

Comment respirer ?

Optez pour une respiration la plus lente possible.

Combien de temps faut-il le faire ?

Faites-le 1 à 2 minutes.

Avec quoi vous masser ?

Vous pouvez utiliser votre gel douche pendant votre douche et votre huile pour le corps ensuite. Il est également possible d'utiliser un produit minceur ou anti-cellulite.

RUMEURS : VRAI OU FAUX

Il est conseillé de boire beaucoup si on a le ventre qui gonfle
Faux ! Certains organismes ont énormément de mal à éliminer l'eau et l'alimenter d'une façon excessive en liquide ne lui est pas toujours bénéfique. Il importe aussi de noter que l'excès d'apport liquide fatigue les reins inutilement. Pour des cas précis, il est conseillé de boire, pour d'autres non ! Evitons d'appliquer ce genre de précepte général.

L'œuf est un aliment complet
Faux ! L'œuf n'est pas un aliment complet : il ne contient ni glucides, ni vitamine C, ni fibres, ni calcium. Il apporte 160 calories pour 100 grammes.

Les crustacés contiennent du cholestérol
Vrai ! Ils en renferment à peu près 225 mg pour 100 grammes.

Le beurre est l'aliment le plus riche en lipides
Faux ! C'est l'huile, qui contient 99,9 % de lipides. Le beurre n'en compte que 82 %.

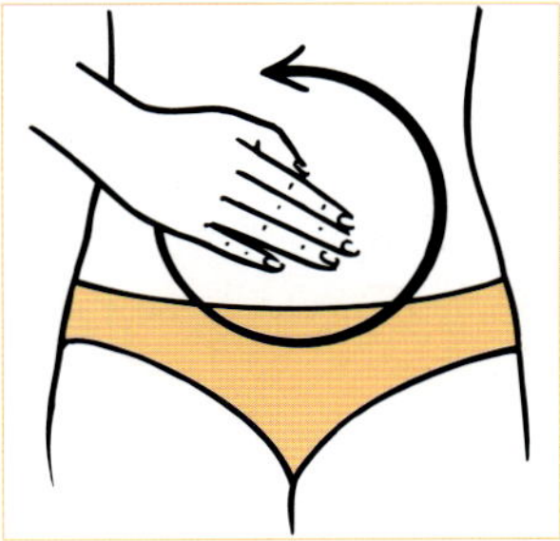

Ne rentrez pas les doigts dans la peau : conservez votre main parfaitement à plat.

Le saviez-vous ?

Dans le cadre d'activités sportives, la ventilation pulmonaire peut atteindre un débit de 150 litres par minute, ce qui représente une valeur de 30 litres d'oxygène disponible par minute.
Cet oxygène est transporté par les globules rouges. Pour de bonnes performances, il convient d'avoir :
- une augmentation du débit cardiaque (pour une intensification du passage des globules rouges vers les poumons et les muscles) ;
- une augmentation des globules rouges.
Voici pourquoi certains sportifs vont à la montagne ou se font changer le sang avant les compétitions !

Programme du samedi en 15 minutes

Détail des exercices dans les pages suivantes

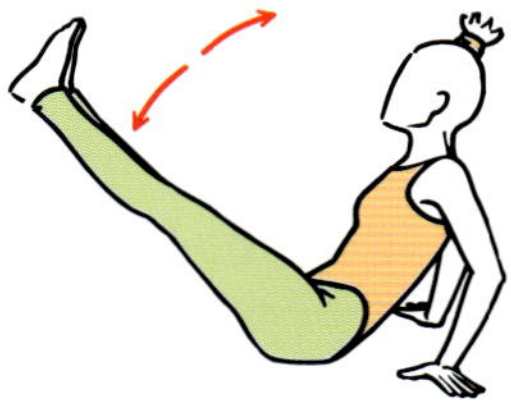

EXERCICE 1

Écarter et serrer les jambes tendues en contraction abdominale.

Faire au minimum : 2 séries de 10 mouvements.

Durée : 3 minutes.

30 secondes de récupération entre les exercices 1 et 2.

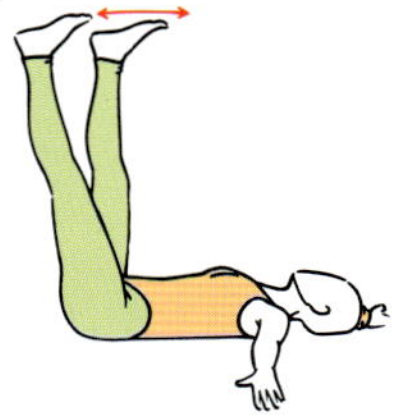

EXERCICE 2

Écarts d'une jambe tendue sur le côté.

Faire au minimum : 2 séries de 8 mouvements de la jambe gauche puis de la droite.

Durée : 3 minutes.

30 secondes de récupération entre les exercices 2 et 3.

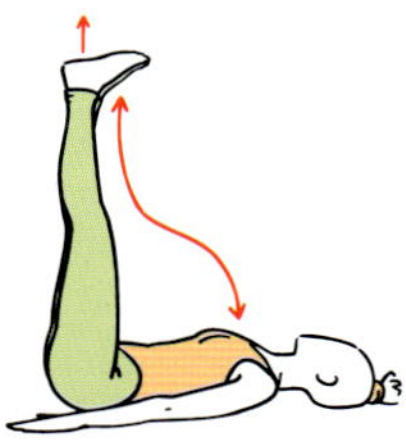

EXERCICE 3

Contractions du ventre en tendant les jambes à la verticale.

Faire au minimum : 8 contractions de 5 secondes.

30 secondes de récupération entre les exercices 3 et 4.

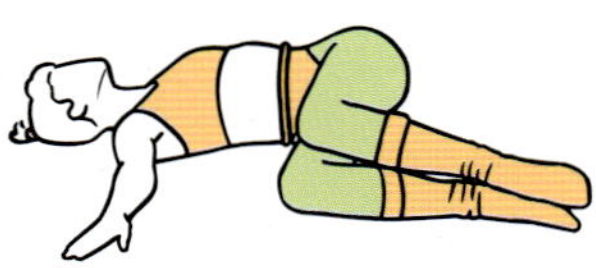

EXERCICE 4

Maintien des jambes fléchies sur le côté.

Faire au minimum : 2 étirements alternés de 6 secondes.

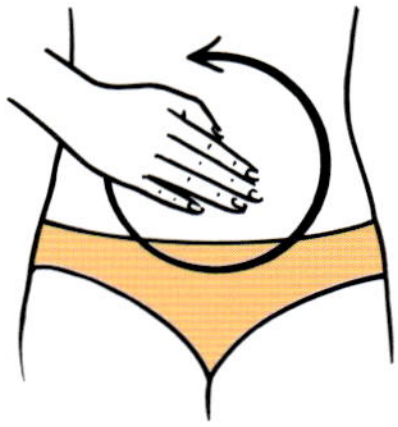

VOTRE AUTO-MASSAGE QUOTIDIEN

Massage du ventre en cercles (sous votre douche par exemple ou après les exercices).

Durée : 2 minutes.

À faire à n'importe quel moment de la journée.

EXERCICE 1

ÉCARTER ET SERRER LES JAMBES TENDUES EN CONTRACTION ABDOMINALE

Comment le faire?

Assise, en appui sur les mains posées derrière soi, les jambes tendues en élévation.
Les écarter et les serrer en alternance en conservant le ventre contracté.

Comment respirer?

Expirez par la bouche tous les 8 mouvements.

Combien de répétitions faut-il faire?

• **Vous êtes sédentaire**
Faites 2 séries de 10 mouvements.
Reposez-vous 1 minute entre les 2 séries.
Et si c'est trop difficile? Faites l'exercice allongée sur le dos, les jambes à la verticale.

• **Vous êtes plus entraînée**
Faites 2 séries de 20 mouvements.
Reposez-vous 30 secondes entre les 2 séries.

INFO-ESTHÉTIQUE

Lifting abdominal
Il y a quelques années, le docteur Crestinu, chirurgien plasticien, se rendit célèbre avec son «lifting abdominal» sans cicatrice. Si la peau est assez ferme, on pratique une lipoaspiration. En revanche, si elle est un peu élastique en raison de l'âge ou de cures d'amaigrissement répétées, la méthode Crestinu de lifting sous-cutanéo-graisseux est la plus appropriée.
Elle consiste en une lipo-aspiration classique qui retire l'amas graisseux par une traction exercée dans le réseau fibreux puis par la pose d'un pansement moulant ayant pour rôle de répartir la peau de façon homogène.
La cicatrice au niveau du pubis est invisible.
Un autre avantage est la rapidité de cette intervention.
En effet, elle demande une journée seulement avec un arrêt de travail de trois jours.

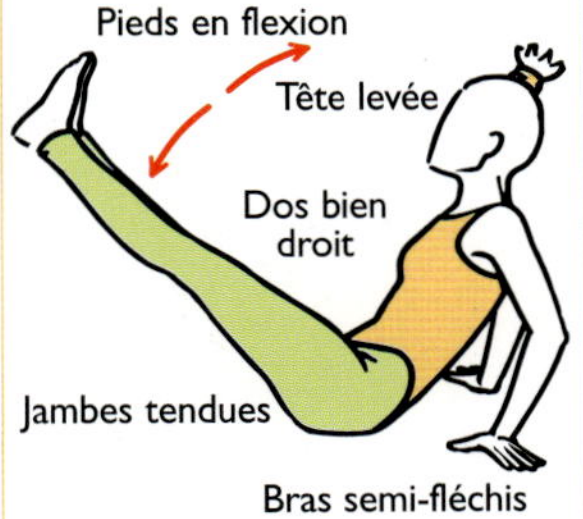

N'arrondissez pas votre dos et conservez-le le plus immobile possible : mieux vaut moins élever les jambes.

Les gestes de la vie quotidienne entretiennent-ils la sangle abdominale?

Faire le ménage ou ranger son bureau exercent la sangle abdominale.
L'inconvénient est que les mouvements ne sont pas toujours réalisés de façon correcte et ne développent pas toujours harmonieusement la région abdominale. En conséquence, il est indispensable de pratiquer des exercices pour les abdominaux ou un sport.

EXERCICE 2

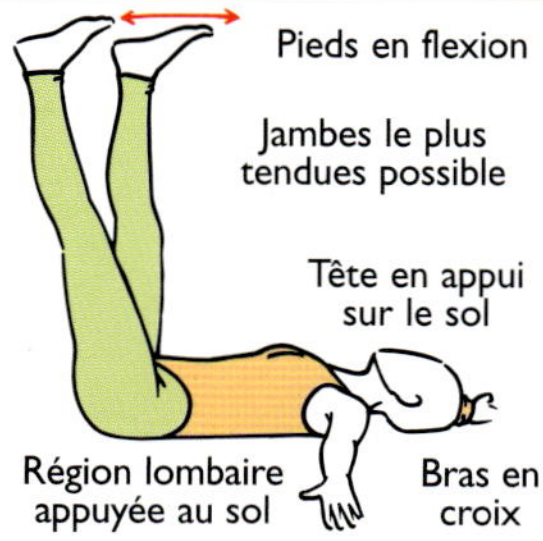

Evitez de basculer le corps sur le côté : gardez le dos et les épaules collés au sol. Il n'est pas nécessaire que la jambe active touche le sol sur le côté.

Pendant combien de temps faut-il faire des exercices d'abdominaux pour obtenir des muscles semblables à ceux des professionnels de la danse ou du fitness ?

Il est difficile de donner une indication exacte car la base morphologique de chacun est différente. Les professionnels s'entraînent entre 3 et 5 heures par jour. À ce rythme, on peut obtenir un résultat visible au bout d'un mois... avec une hygiène alimentaire adaptée, bien entendu.

ÉCARTS D'UNE JAMBE TENDUE SUR LE CÔTÉ

Comment le faire ?

Allongée sur le dos.
Ecartez une jambe sur le côté puis ramenez-la à la verticale. L'autre jambe reste immobile en permanence.

Comment respirer ?

Expirez en ramenant la jambe à la verticale.

Combien de répétitions faut-il faire ?

• **Vous êtes sédentaire**
Faites 2 séries de 8 mouvements de la jambe gauche puis 2 séries de 8 mouvements de la jambe droite.
(Cela fait 32 mouvements en tout!)
Reposez-vous 1 minute entre 2 séries.
Et si c'est trop difficile? Faites des mouvements de petite amplitude, jambes semi-fléchies.
• **Vous êtes plus entraînée**
Faites 2 séries de 16 mouvements de la jambe gauche puis 2 séries de 16 mouvements de la jambe droite.
(Cela fait 64 mouvements en tout!)
Reposez-vous 1 minute entre les 2 séries.

INFO-PHYSIOLOGIE

Activités physiques et circulation du sang
La réserve sanguine représente plus de 60% du volume sanguin total et plus de 85% du volume extrathoracique.
Lorsque vous pratiquez une activité sportive, plus des 3/4 de l'énergie fournie par votre corps sont convertis en chaleur.
L'augmentation de la température du corps est proportionnelle à l'effort réalisé. Il faut à peu près 45 minutes pour qu'elle revienne à la normale.
Il faut savoir cependant qu'en cas d'activité intense prolongée, un effet de « surchauffe » peut éventuellement léser les fibres musculaires.
Les sports bénéfiques pour le retour veineux sont la marche, la natation, le cyclisme, le jogging en terrain souple, la gymnastique, le ski de fond...

EXERCICE 3

CONTRACTIONS DU VENTRE EN TENDANT LES JAMBES À LA VERTICALE

Comment le faire ?

Allongée sur le dos, les jambes semi-fléchies.
Tendez-les pendant 6 à 8 secondes en contractant fortement le ventre.

Comment respirer ?

Expirez lentement par la bouche pendant les contractions.

Combien de répétitions faut-il faire ?

• **Vous êtes sédentaire**
Faites 8 contractions de 5 secondes.
Décontractez-vous 4 ou 5 secondes entre les mouvements.
Et si c'est trop difficile ? Conservez les jambes semi-fléchies et placez vos mains sous les fessiers.
• **Vous êtes plus entraînée**
Faites 8 contractions de 8 secondes.
Décontractez-vous 2 ou 3 secondes entre les mouvements.

INFO-FORME

Quelle est la différence entre musculation et culturisme ?
Bien que la musculation et le culturisme soient dotés de bases identiques, leur différence fondamentale concerne leur objectif :
• la musculation a pour but le développement de la musculature à l'aide d'exercices spécifiques éprouvés. Elle cherche à améliorer avant tout les performances physiques et la qualité musculaire. Le souci de l'harmonie musculaire existe, mais ne constitue pas le but de cette discipline ;
• le culturisme (appelé aussi body-building) n'est basé que sur la recherche de l'esthétique et la prise de volume musculaire.
La différence réside aussi dans le fait que le culturisme est une activité de compétition alors que la musculation ne l'est pas.

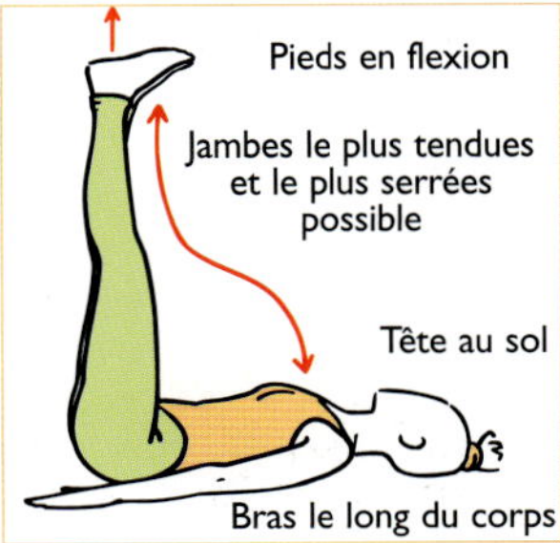

Ne placez surtout pas vos jambes vers l'arrière afin d'éviter toute cambrure lombaire.

Faut-il absolument demander l'avis de son médecin avant de commencer à pratiquer un renforcement abdominal ?

Si vous souffrez de douleurs dorsales ou que vous avez une fragilité abdominale, il est indispensable de prendre conseil auprès de votre médecin. N'oubliez pas que la plupart d'entre nous souffrent de déformations vertébrales (douloureuses ou non), et il est bon de connaître les exercices qu'il convient de ne pas effectuer en surdose. Mais une chose est certaine : dans 95 % des cas, il est plus bénéfique de s'activer intelligemment que de ne rien faire !

EXERCICE 4

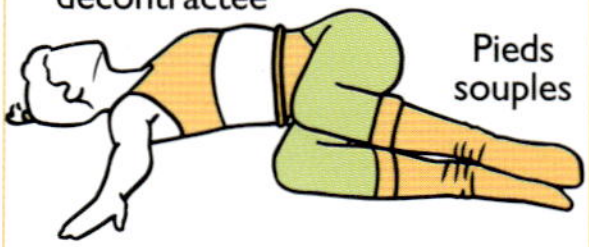

Les épaules ne doivent absolument pas être décollées du sol.

Peut-on se faire mal en pratiquant les exercices d'abdominaux ?

Musculairement, c'est très rare. Mais il est tout à fait possible (mais peu courant) de créer un traumatisme ligamentaire ou vertébral en raison d'une mauvaise position du corps.

MAINTIEN DES JAMBES FLÉCHIES SUR LE CÔTÉ

Comment le faire?

Allongée sur le dos.
Placez vos jambes fléchies sur le côté et maintenez la position. Vos jambes doivent être en contact avec le sol durant 6 ou 8 secondes.

Comment respirer?

Expirez par la bouche le plus lentement possible.

Combien de répétitions faut-il faire?

• **Vous êtes sédentaire**

Faites 2 étirements alternés de 6 secondes de pose chacun.
Et si c'est trop difficile? Ne descendez pas vos jambes jusqu'au sol.

• **Vous êtes plus entraînée**

Faites 2 étirements de 8 secondes de pose alternés de 2 étirements de 4 secondes de pose chacun.

INFO-FORME

Ce tableau vous aidera à vous motiver pour dépenser des calories et éliminer la petite couche graisseuse du ventre.

La marche lente	de 50 à 100 cal/h
La marche rapide	de 100 à 400 cal/h
Le tennis de table	de 50 à 150 cal/h
Le tennis	600 cal/h
Le football	700 cal/h
Le squash	900 cal/h
La boxe	900 cal/h
L'aérobic	800 cal/h
Le jogging	600 cal/h
La course de vitesse	1500 cal/h
Le ski de fond	800 cal/h
La musculation	700 cal/h
La natation	500 cal/h

VOTRE AUTO-MASSAGE

MASSAGE DU VENTRE EN CERCLES

Comment le faire ?

Debout ou assise, une main posée parfaitement à plat sur le ventre. Massez en larges cercles sans trop appuyer, sur un rythme régulier. Tournez dans le sens inverse des aiguilles d'une montre.

Comment respirer ?

Optez pour une respiration la plus lente possible.

Combien de temps faut-il le faire ?

Faites-le 1 à 2 minutes.

Avec quoi vous masser ?

Vous pouvez utiliser votre gel douche pendant votre douche et votre huile pour le corps ensuite. Il est également possible d'utiliser un produit minceur ou anti-cellulite.

INFO-DIÉTÉTIQUE

- Trois avantages du poisson sur la viande
Il comporte en plus forte quantité les vitamines A et D, est souvent moins calorique, renferme un meilleur pourcentage de graisses insaturées et contient également plus de phosphore, de calcium, d'iode et de sels minéraux.
- Quelques effets plutôt positifs du café sur l'organisme
Le café exerce : un effet diurétique, un accroissement de la vigilance, une stimulation du système nerveux et de l'intensité intellectuelle, une diminution des sensations d'endormissement, une activation de la circulation, une amélioration de la digestion, une action bénéfique sur le myocarde ; la fatigue se fait moins vite sentir. Mais il a également des conséquences nuisibles sur la santé, c'est pour cela qu'il faut le consommer avec modération.
- Quelle est la viande la plus maigre ?
La viande de cheval, qui ne contient que 2 % de graisse.

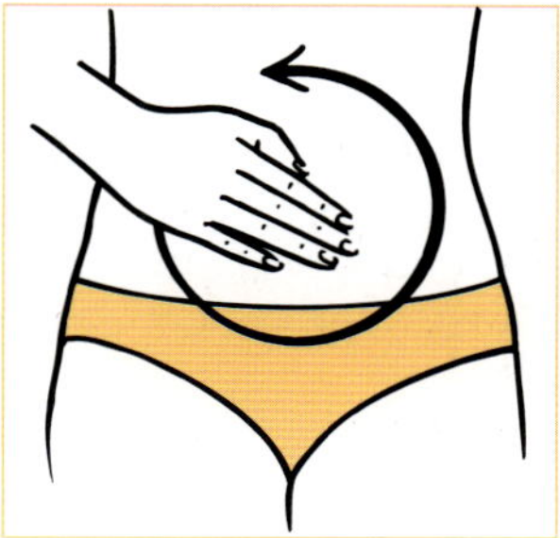

Ne rentrez pas les doigts dans la peau : conservez votre main parfaitement à plat.

Que penser des petits appareils de massage électriques ?

**Aucun n'apporte la précision et la détente extraordinaire du massage manuel.
D'ailleurs, certains appareils ressemblent plutôt à des gadgets.
En revanche, les vibrations répétées sont bénéfiques pour les muscles et peuvent être agréables. Si vous désirez en acquérir un, demandez à l'essayer quelques instants et investissez quand même un minimum ! En tout cas, n'hésitez pas à vous faire plaisir !**

Programme postnatal

Vous avez laissé passer les deux mois réglementaires et vous avez décidé de vous reprendre en main.
Les **exercices post-accouchement** sont bien spécifiques et efficaces. Au bout de **deux mois de pratique** des exercices conseillés ci-après, le résultat est vraiment visible.
La séance de 4 exercices et d'un **auto-massage** est à pratiquer tous les jours ou un jour sur deux.

> Deux programmes hebdomadaires vous sont proposés ;

- La petite couche graisseuse du ventre ne peut cependant pas disparaître sans un effort alimentaire ;
- les exercices qui vous sont proposés ci-après ont pour objectif de renforcer le périnée qui est la région comprise entre l'anus et les zones génitales.

Programme journalier de votre 1re semaine

Détail des exercices dans les pages suivantes

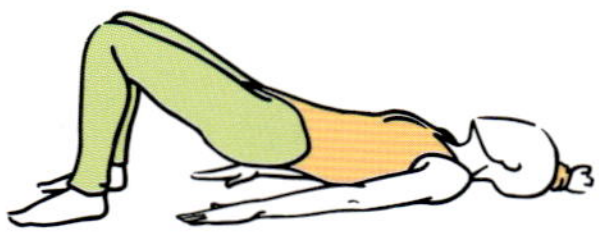

EXERCICE 1

Soulever le bassin en contractant ventre, fessiers et périnée.
Faire au minimum : 2 séries de 8 contractions de 5 secondes.
Durée : 3 minutes.
30 secondes de récupération entre les exercices 1 et 2.

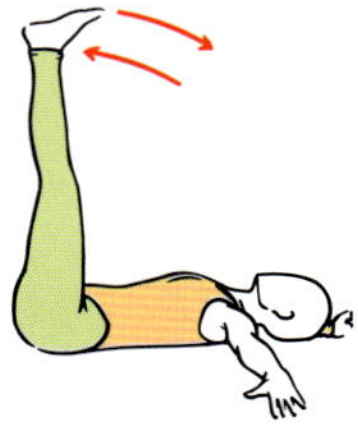

EXERCICE 2

Rapprocher et écarter les jambes en contractant ventre, fessiers et périnée.
Faire au minimum : 2 séries de 10 rapprochés-écartés.
Durée : 3 minutes.
30 secondes de récupération entre les exercices 2 et 3.

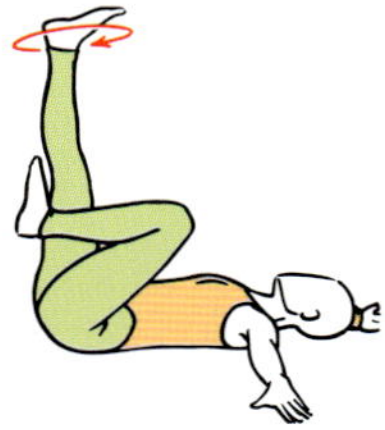

EXERCICE 3

Petits cercles d'une seule jambe.
Faire au minimum : 4 cercles dans un sens puis 4 dans l'autre avec la jambe gauche puis avec la jambe droite.
Durée : 3 minutes.
30 secondes de récupération entre les exercices 3 et 4.

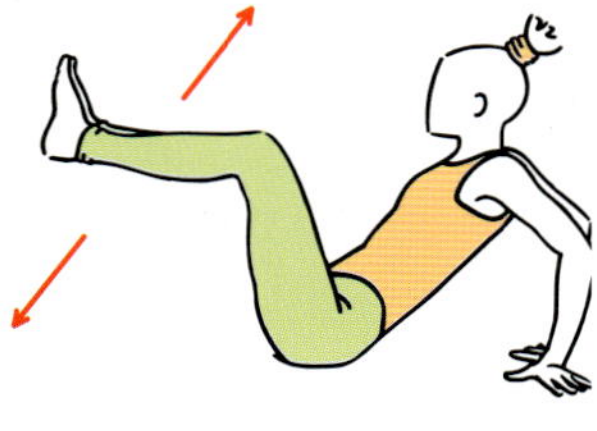

EXERCICE 4

Flexion et extension complète des jambes à droite et à gauche.
Faire au minimum : 10 flexions-extensions alternées.
Durée : 2 minutes.

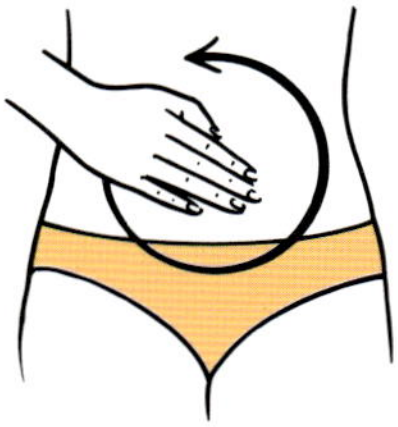

VOTRE AUTO-MASSAGE QUOTIDIEN

Massage du ventre en cercles (sous votre douche par exemple ou après les exercices).
Durée : 2 minutes.
À faire à n'importe quel moment de la journée.

EXERCICE 1

SOULEVER LE BASSIN EN CONTRACTANT VENTRE, FESSIERS ET PÉRINÉE

Comment le faire ?

Allongée sur le dos, jambes repliées.
Soulevez votre bassin assez haut en contractant le ventre, les fessiers et le périnée. Maintenez la position 4 ou 6 secondes. Relâchez, sans reposer le bassin sur les sol.

Comment respirer ?

Expirez lentement par la bouche pendant la contraction.

Combien de répétitions faut-il faire ?

• **Vous êtes sédentaire**
Faites 2 séries de 8 contractions de 5 secondes.
Reposez-vous 1 minute entre les 2 séries.
Et si c'est trop difficile? Reposez le bassin sur le sol à chaque fois.

• **Vous êtes plus entraînée**
Faites 2 séries de 12 contractions de 4 ou 6 secondes.
Reposez-vous 30 secondes entre les 2 séries.

INFO-DIÉTÉTIQUE

Maigrir en douceur en réduisant votre apport calorique
Il convient simplement de supprimer dans un premier temps, par exemple, le sucre du second café pris au bureau, puis le petit gâteau sec de 4 h.
Il ne faut pas soudainement supprimer toutes vos habitudes vieilles de vingt ans!
Une personne qui a 5 kilos à perdre doit supprimer 250 calories de son apport alimentaire quotidien.
Les statistiques indiquent que pour le Français moyen, ce sont les lipides qui le font le plus grossir. Il suffit parfois de réduire le surplus lipidique de 30% seulement pour obtenir un résultat et économiser 200 calories.
méfiez-vous donc des graisses cachées, qu'elles soient dans les vinaigrettes de salade ou dans les plats tout prêts.

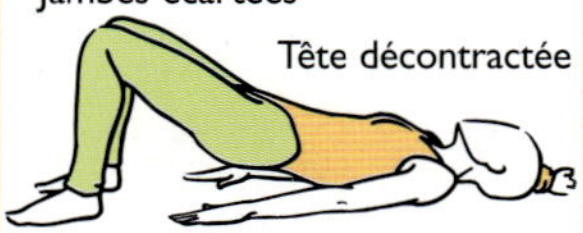

N'essayez pas de tout contracter en même temps : contractez d'abord le ventre, puis le périnée, puis les fessiers en vous concentrant bien.

Allaitez votre enfant pour mincir !

Une femme qui allaite son enfant peut dépenser jusqu'à 600 calories par jour.
En effet, le corps utilise la masse graisseuse des cuisses et des fesses pour fabriquer le lait.
Il convient évidemment de suivre un régime alimentaire équilibré pour arriver à un résultat assez rapide.
Le temps nécessaire pour retrouver sa silhouette varie de trois semaines à un an suivant les femmes.

EXERCICE 2

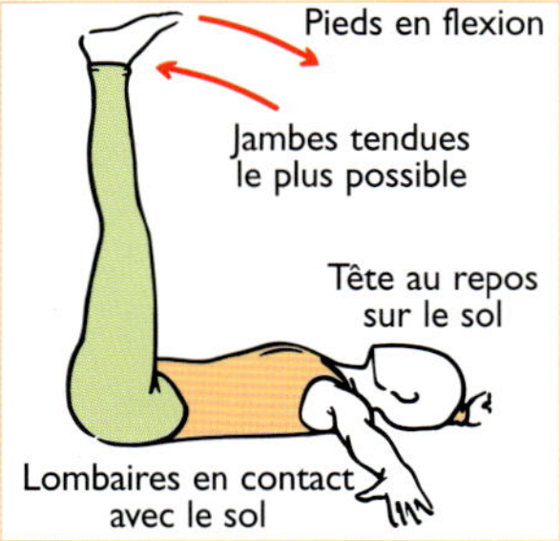

RAPPROCHER ET ÉCARTER LES JAMBES EN CONTRACTANT VENTRE, FESSIERS ET PÉRINÉE

Comment le faire ?

Allongée sur le dos, jambes à la verticale.
Rapprochez et écartez vos jambes en contractant ventre, fessiers et périnée.

Comment respirer ?

Expirez par la bouche en rapprochant les jambes.

Combien de répétitions faut-il faire ?

• Vous êtes sédentaire
Faites 2 séries de 10 rapprochés-écartés. Reposez-vous 1 minute entre les 2 séries. Et si c'est trop difficile? Faites l'exercice en fléchissant les jambes.

• Vous êtes plus entraînée
Faites 2 séries de 20 rapprochés-écartés.
Reposez-vous 30 secondes entre les 2 séries.

N'hésitez pas à mettre vos mains sous vos fessiers si vous res-sentez le moindre tiraillement dorsal.

Sport et appétit

Rassurez-vous : l'activité physique n'ouvre pas l'appétit. En revanche, l'inactivité engendre le plus souvent une production de graisse et un besoin alimentaire chronique. Une dépense physique régulière permet de maintenir un poids stable, malgré un ou deux écarts.
Si vous vous entraînez plus d'une heure par jour, votre organisme réclame un apport important de nourriture sans que pour autant vous preniez du poids pour autant.
À éviter absolument : faire un régime hypocalorique en faisant du sport!

INFO-DIÉTÉTIQUE

Vous avez accouché il y a peu de temps?
Votre corps a donc besoin d'un apport important de calcium.
Les produits laitiers en sont la principale source (240 ml de lait, par exemple, en contiennent environ 300 mg).
Les yogourts apportent 200 mg de calcium par pot de 100 g.
Soyez vigilante quant au choix des fromages car leur teneur en calcium varie suivant le mode de fabrication. Les fromages à pâte dure sont plus riches en calcium que les fromages à pâte molle (par exemple, une portion de gruyère en contient 360 mg). Si vous surveillez votre ligne, ne mangez pas de fromage en excès, car c'est un aliment particulièrement gras.
Voici un aperçu des diverses teneurs en calcium pour 100 g :
• yogourt : 140 mg ;
• petit-suisse : 110 mg ;
• lait : 120 mg ;
• fromage à pâte molle : 540 mg ;
• fromage à pâte dure : 1000 mg.

EXERCICE 3

PETITS CERCLES D'UNE SEULE JAMBE

Comment le faire?

Allongée sur le dos, la jambe droite tendue à la verticale, la jambe gauche crochetée derrière.
Faites des cercles de la jambe tendue en maintenant bien cette position. Inversez ensuite la position des jambes.

Comment respirer?

Expirez par la bouche à chaque fois que la jambe revient vers le visage.

Combien de répétitions faut-il faire?

• **Vous êtes sédentaire**
Faites 8 cercles dans un sens puis dans l'autre avec la jambe gauche tendue. Même chose avec la jambe droite tendue.
Et si c'est trop difficile? Posez la jambe en crochet sur le sol.
• **Vous êtes plus entraînée**
Faites 10 cercles dans un sens puis dans l'autre avec la jambe gauche tendue. Même chose avec la jambe droite tendue.

INFO-FORME

En cas d'arrêt de la musculation abdominale, combien de temps l'effet bénéfique dure-t-il?
Après un entraînement régulier et sérieux de plusieurs années, la tonicité est toujours présente au bout d'un an (sans excès alimentaire). Chaque personne ayant un passé sportif ainsi que des caractères physiologiques différents, il est très difficile de donner un avis général.
Les bienfaits dus à une activité physique longue et bien menée se perpétuent au fil des ans mais vont en s'amenuisant.
La qualité des fibres musculaires propres à chacun, ainsi que la typologie des exercices sont des facteurs déterminants de l'esthétique et de l'aptitude musculaire à l'effort.

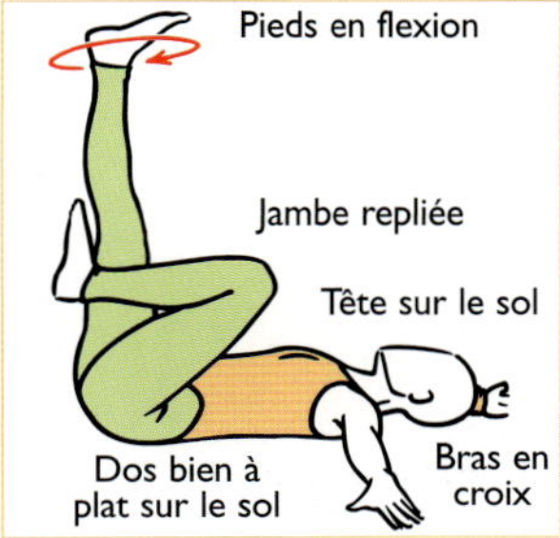

Conservez les épaules sur le sol en permanence lorsque le bassin se soulève.

Activités fitness

Si vous désirez vous inscrire dans un cours de culture physique ou de L.I.A. (Low-Impact-Aerobic), préférez le cours de 45 ou de 60 minutes à celui de 30 minutes, afin de permettre à votre organisme de puiser dans les réserves de graisse.
Ne fréquentez pas non plus un cours où le rythme et l'intensité sont les mêmes tout au long de l'année : il importe de progresser et surtout de maintenir un rythme de travail soutenu, le plus longtemps possible...
N'hésitez pas non plus à changer de cours afin de varier au maximum les exercices ainsi que leurs amplitudes gestuelles.

EXERCICE 4

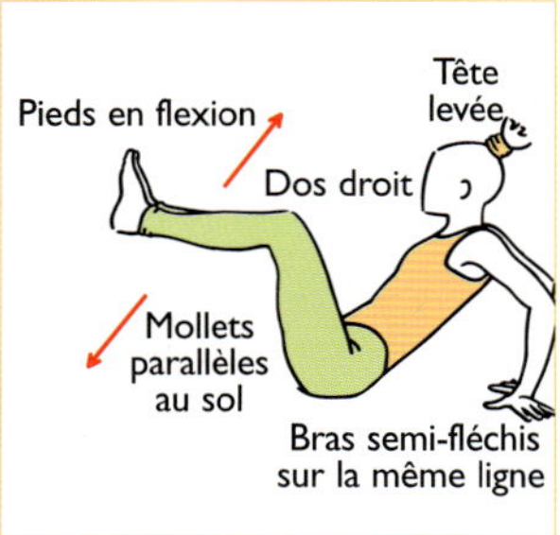

Tendez les jambes en maintenant les mollets parallèles au sol.

Est-il plus difficile de tonifier les parties latérales du corps que les abdominaux de face ?

L'aptitude à l'effort pour les mouvements latéraux tonifiant la taille est propre à chacune. Il est donc un peu risqué d'émettre des généralités sur cette question. On peut constater que les exercices pour les côtés sont moins connus et moins pratiqués. On les trouve d'ailleurs plus difficiles que les autres. Il est cependant fortement conseillé de les faire régulièrement pour obtenir un développement abdominal esthétique.

FLEXION ET EXTENSION COMPLÈTE DES JAMBES À DROITE ET À GAUCHE

Comment le faire ?

Assise. Pratiquez des extensions des jambes serrées devant vous à droite et à gauche.

Comment respirer ?

Expirez par la bouche en ramenant les jambes vers vous.

Combien de répétitions faut-il faire ?

- **Vous êtes sédentaire**

Faites 2 séries de 10 flexions-extensions alternées des jambes. Reposez-vous 1 minute entre les 2 exercices.
Et si c'est trop difficile? Mettez vos coudes en appui sur le sol.

- **Vous êtes plus entraînée**

Faites 2 séries de 20 flexions-extensions alternées des jambes. Reposez-vous 30 secondes entre les 2 séries.

INFO-FORME

Qu'est-ce que l'entraînabilité ?
C'est la possibilité pour un individu d'augmenter sa force. Il existe des variations de développement musculaire d'un groupe à l'autre. Par exemple, l'ensemble des muscles fessiers peut augmenter de 4 % alors que les fléchisseurs des doigts n'augmentent que de 1 %. Les muscles d'un homme prennent plus de force que ceux d'une femme pour un même entraînement.
Il faut savoir aussi que les possibilités d'acquérir de la force augmentent jusqu'à 25 ans puis décroissent.
Une personne très sportive aura en revanche une plus petite marge qu'une personne normalement entraînée.
C'est pour cela que certains culturistes prennent de la testostérone (hormone mâle) afin d'augmenter leur potentiel d'« entraînabilité ».

VOTRE AUTO-MASSAGE

MASSAGE DU VENTRE EN CERCLES

Comment le faire ?

Debout ou assise, une main posée parfaitement à plat sur le ventre. Massez en larges cercles sans trop appuyer, sur un rythme régulier. Tournez dans le sens inverse des aiguilles d'une montre.

Comment respirer ?

Optez pour une respiration la plus lente possible.

Combien de temps faut-il le faire ?

Faites-le 1 à 2 minutes.

Avec quoi vous masser ?

Vous pouvez utiliser votre gel douche pendant votre douche et votre huile pour le corps ensuite. Il est également possible d'utiliser un produit minceur ou anti-cellulite.

INFO-GYM

Conseils à une maman qui vient d'accoucher
• Ne forcez pas trop au début de votre reprise.
• Essayez d'augmenter progressivement le nombre d'exercices.
• Pratiquez ces exercices au quotidien.
• Ne portez pas de vêtements trop près du corps pour vous entraîner.
• Buvez quelques gorgées d'eau, avant de vous entraîner.
• Ne remplacez pas un de ces exercices par un autre. (Les exercices conseillés permettent également de restructurer les fessiers et l'intérieur des cuisses.)
• Suivez, si vous le pouvez, un cours collectif d'abdo-fessiers au moins une fois par semaine.
• Offrez-vous des drainages pour le ventre chez un kinésithérapeute ou en institut au moins pendant les trois mois qui suivent votre accouchement.
• Si vous pratiquez assez longtemps les exercices conseillés, efforcez-vous de varier vos rythmes de travail.

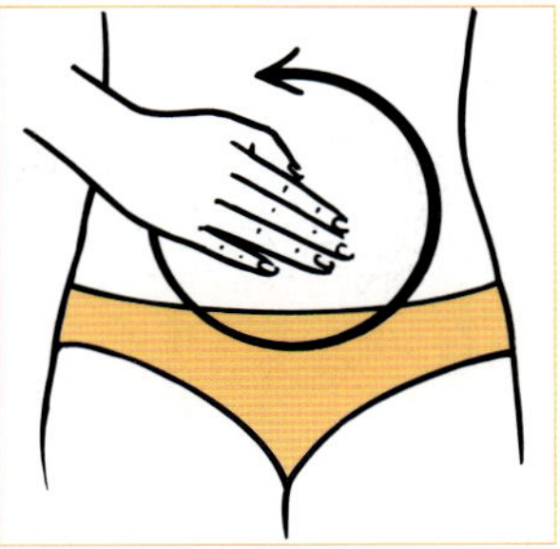

Ne rentrez pas les doigts dans la peau : conservez votre main parfaitement à plat.

Conseils

• Entraînez-vous à ralentir votre rythme respiratoire en vous exerçant. Mais surtout, ne travaillez pas en apnée.
• Évitez absolument de prendre de l'élan en vous entraînant car celui-ci annihile l'efficacité des techniques.
• Ne pratiquez pas vos exercices en cas de fatigue car vous risquez de mal les réaliser.
• Ne faites jamais un exercice pour les abdominaux si vous ressentez le moindre tiraillement dorsal.
• Ne regardez jamais vers le bas, afin d'éviter de courber les vertèbres cervicales.

Programme journalier de votre 2eme semaine

Détail des exercices dans les pages suivantes

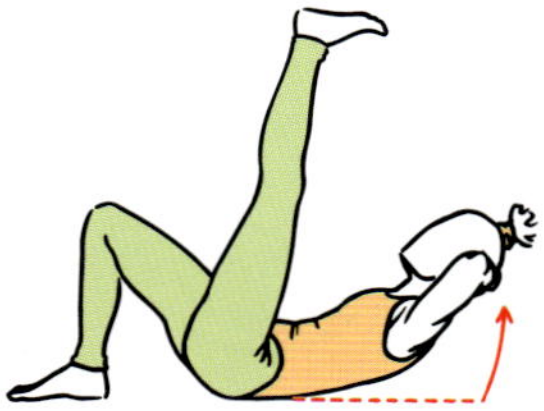

EXERCICE 1

Ramener buste-jambe à gauche, à droite et de face en alternance.
Faire au minimum : 12 ramenés avec la jambe gauche et 12 avec la droite.
Durée : 3 minutes.
30 secondes de récupération entre les exercices 1 et 2.

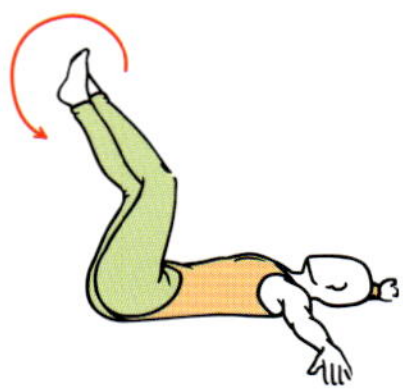

EXERCICE 2

Petits cercles des jambes à gauche et à droite.
Faire au minimum : 10 cercles dans un sens puis dans l'autre de chaque côté.
Durée : 3 minutes.
30 secondes de récupération entre les exercices 2 et 3.

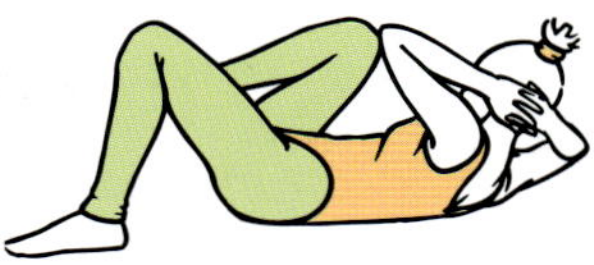

EXERCICE 3

Ramener le coude vers la jambe opposée fléchie et tendue en alternance.
Faire au minimum : 2 séries de 10 touchés alternés coude-genou.
Durée : 3 minutes.
30 secondes de récupération entre les exercices 3 et 4.

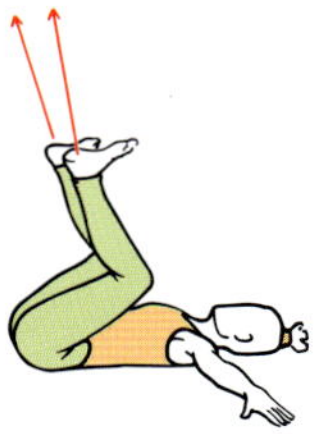

EXERCICE 4

Tendre en alternance les jambes écartées à la verticale et vers la tête.
Faire au minimum : 2 séries de 8 extensions alternées.
Durée : 2 minutes.

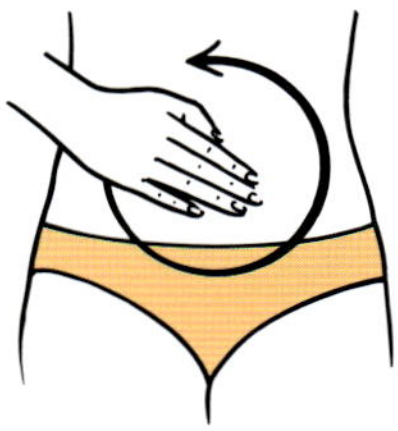

VOTRE AUTO-MASSAGE QUOTIDIEN

Massage du ventre en cercles (sous votre douche par exemple ou après les exercices).
Durée : 2 minutes.
A faire à n'importe quel moment de la journée.

EXERCICE 1

RAMENER BUSTE-JAMBE À GAUCHE, À DROITE ET DE FACE EN ALTERNANCE

Comment le faire ?

Allongée sur le dos, une jambe fléchie, l'autre tendue à la verticale. Ramene~ simultanément le buste et la jambe tendue vers la gauche, vers la droite, puis vers le visage.

Comment respirer ?

Expirez lentement par la bouche à chaque mouvement.

Combien de répétitions faut-il faire ?

• **Vous êtes sédentaire**

Faites 12 ramenés jambe gauche-buste, puis 12 ramenés jambe droite-buste. Reposez-vous 1 minute entre les 2 séries.

Et si c'est trop difficile? Reposez-vous tous les quatre mouvements.

• **Vous êtes plus entraînée**

Faites 20 ramenés jambe gauche-buste, puis 20 ramenés jambe droite-buste.

Reposez-vous 30 secondes entre les 2 séries.

INFO-FORME

N'hésitez pas à vous rendre au sauna après chaque entraînement! Que ce soit après un jogging ou à la suite de votre séance d'exercices pour les abdominaux, le sauna est un excellent moyen de détente. Certains médecins le recommandent aussi pour traiter l'asthme.

Beaucoup de sportifs ont recours au sauna afin de soulager leurs muscles des tensions dues aux efforts et pour bien se préparer au sommeil. Toutefois, le sauna peut provoquer des accélérations cardiaques et accentuer un dysfonctionnement circulatoire. Il faut bien sûr demander conseil à son médecin et être prudente : ne pas rester plus de cinq minutes au début puis prendre une douche tiède ou froide et se reposer, allongée, plusieurs minutes.

Recommencer autant de fois qu'on le désire pour se reposer vingt minutes à la fin.

L'hydratation du corps est importante : on peut perdre jusqu'à 1 litre d'eau en 1 heure de séance.

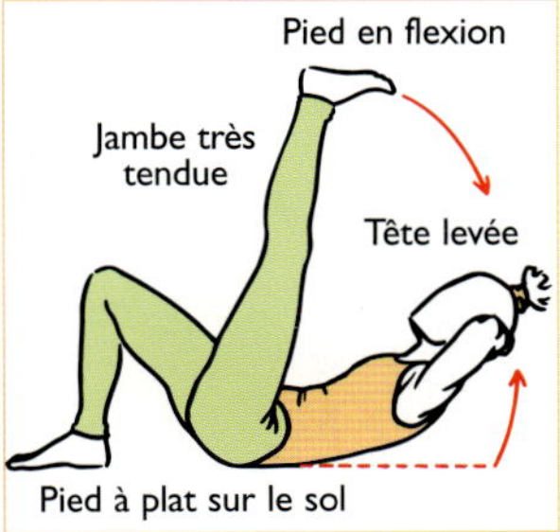

Ne travaillez pas avec trop d'élan ou d'amplitude, afin d'éviter d'être déséquilibrée.

Qu'appelle-t-on culture physique isométrique ?

Il s'agit simplement de réaliser des contractions musculaires d'au moins 6 secondes, plusieurs fois, sur des groupes musculaires différents. Cette méthode de musculation, en opposition avec la relaxation par exemple, n'est pas conseillée aux personnes stressées ou trop nerveuses.

Le résultat améliore la tonicité, mais l'idéal est de pratiquer cette méthode en complément d'une autre, plus dynamique.

Cela étant, pour reprendre une activité physique après des années de sédentarité, la culture physique isométrique est tout à fait appropriée.

EXERCICE 2

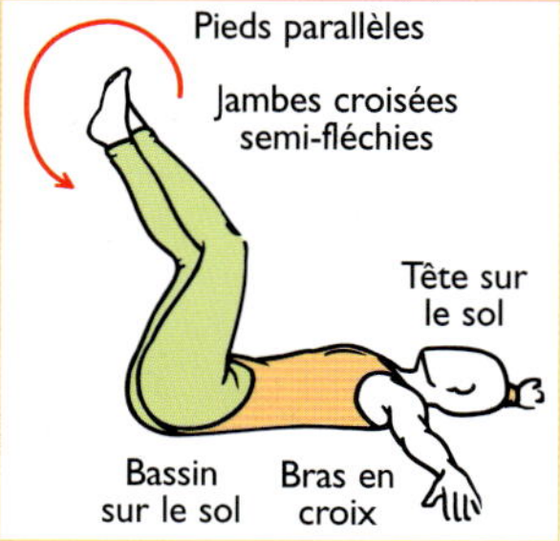

Évitez de décoller les épaules du sol.

Les deux façons d'exercer les muscles abdominaux

- **La forme statique : il s'agit d'effectuer des contractions abdominales de durées variables dans diverses positions en restant immobile. C'est un travail isométrique. Ce style de travail est conseillé en priorité aux personnes sédentaires ou âgées.**
- **La forme dynamique : elle consiste à réaliser un travail abdominal en mouvement. Les variantes sont très nombreuses et permettent ainsi un entraînement complet de la tonicité musculaire.**

L'idéal : s'entraîner sous les deux formes.

PETITS CERCLES DES JAMBES À GAUCHE ET À DROITE

Comment le faire ?

Allongée sur le dos, jambes à la verticale.
Faites de petits cercles des jambes à droite puis à gauche.

Comment respirer ?

Expirez par la bouche au moment où vous rapprochez les jambes.

Combien de répétitions faut-il faire ?

- **Vous êtes sédentaire**

Faites 10 cercles des jambes dans un sens puis 10 cercles des jambes dans l'autre sens. Reposez-vous 30 secondes entre les 2 séries. Et si c'est trop difficile ? Placez vos mains sous les fessiers et travaillez en petite amplitude.

- **Vous êtes plus entraînée**

Faites 20 cercles des jambes dans un sens puis 20 cercles des jambes dans l'autre sens. Reposez-vous 30 secondes entre les 2 séries.

INFO-SANTÉ

Colite et abdominaux !
Il est parfois difficile de pratiquer des exercices d'abdominaux lorsqu'on a le ventre sensible voire douloureux.
Il peut s'agir d'une colite, c'est-à-dire d'une inflammation du côlon. La zone douloureuse se situe le plus souvent au niveau de la rate. Le médecin fait un bilan digestif et peut prescrire par la suite une endoscopie.
Dans ce cas précis, il importe d'éviter l'automédication ou la suppression de certains aliments. Il faut envisager la situation sous un angle plus sérieux.
Ne tentez pas de vous entraîner avec un ventre sensible. Il est essentiel d'être en bonne santé avant de soumettre votre corps à l'effort.
Un conseil avant de commencer votre séance sportive si vous sentez votre zone ventrale tendue et sensible : allongez-vous sur le dos et décontractez-vous en vous massant doucement le ventre en cercles et en prenant soin de ralentir au maximum votre rythme respiratoire.

EXERCICE 3

RAMENER LE COUDE VERS LA JAMBE OPPOSÉE FLÉCHIE ET TENDUE EN ALTERNANCE

Comment le faire ?

Allongée sur le dos.
Toucher le genou avec le coude opposé en ayant en alternance la jambe fléchie ou tendue.

Comment respirer ?

Expirez par la bouche à chaque contact coude-genou.

Combien de répétitions faut-il faire ?

• **Vous êtes sédentaire**
Faites 2 séries de 10 touchés alternés coude-genou.
Reposez-vous 1 minute entre les 2 séries.
Et si c'est trop difficile ? Reposez-vous tous les 4 mouvements.
• Vous êtes plus entraînée
Faites 2 séries de 20 touchés alternés coude-genou.
Reposez-vous 30 secondes entre les 2 séries.

INFO-SANTÉ

Stop au ventre gonflé !
Il arrive qu'après un repas, une sensation de ballonnement apparaisse. Il s'agit le plus souvent de flatulences. Il est vrai que certains aliments prédisposent à ce genre d'inconvénient : les choux, les avocats et le pain, par exemple.
Que faire ?
1. Réduisez votre consommation de produits laitiers.
2. Surveillez votre apport alimentaire en sucres.
3. Prenez le temps de bien mastiquer.
4. évitez le chewing-gum.
Il est également conseillé d'avoir une pratique sportive régulière, afin de pallier une éventuelle distension abdominale.
Les massages abdominaux sont aussi bénéfiques, ainsi que les différentes méthodes de relaxation.
Attention : les médicaments vendus dans le commerce pour faire dégonfler le ventre sont loin d'être tous efficaces !

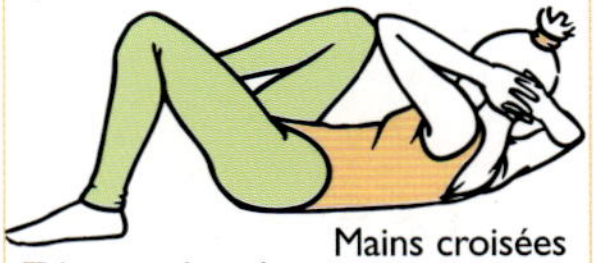

Ne tirez pas sur la nuque avec les mains.

Le travail abdominal est-il plus efficace à l'espalier, à la planche ou à la machine à abdominaux ?

**Tout dépend de la façon dont on réalise les mouvements ! Les trois formes de travail sont aussi intéressantes (notamment à l'espalier) mais il ne faut pas se limiter à l'une d'elles.
Pour activer le maximum de fibres musculaires, il faut également réaliser des exercices variés de culture physique.**

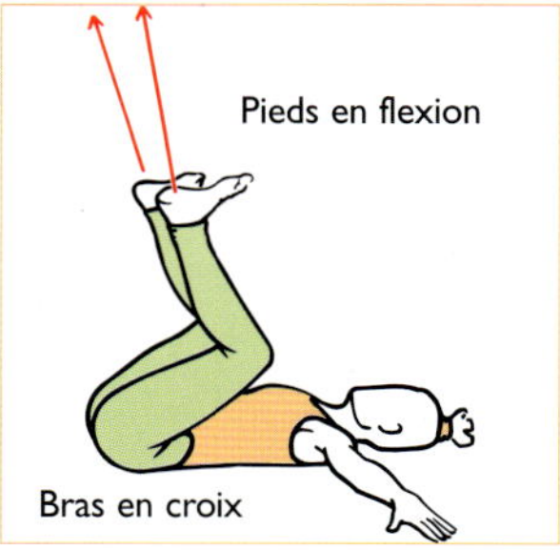

Le détail important : ne prenez pas d'élan pour réaliser cet exercice.

N'oubliez pas de consulter un médecin avant de vous inscrire dans une salle de remise en forme

Ce sont essentiellement les risques cardio-vasculaires qui sont le plus à craindre. Le mieux est de consulter un médecin du sport. Ce dernier prescrit le plus souvent une analyse de sang, un examen de la colonne vertébrale, ausculte le cœur et les artères, prend la tension, établit un électrocardiogramme et vérifie l'état des articulations.

TENDRE EN ALTERNANCE LES JAMBES ÉCARTÉES À LA VERTICALE ET VERS LA TÊTE

Comment le faire?

Allongée sur le dos. Faites des extensions des jambes à la verticale et vers la tête en alternance.

Comment respirer?

Expirez par la bouche à chaque extension.

Combien de répétitions faut-il faire?

• **Vous êtes sédentaire**

Faites 2 séries de 8 extensions alternées. Reposez-vous 1 minute entre les 2 séries.

Et si c'est trop difficile? Ne pratiquez que l'extension des jambes vers la tête.

• **Vous êtes plus entraînée**

Faites 2 séries de 20 extensions alternées.

Reposez-vous 30 secondes entre les 2 séries.

INFO-ANATOMIE

Sport et articulations

Un constat : les articulations ont besoin d'activité afin de conserver intacte leur surface de contact. En effet, une personne sédentaire subit peu à peu l'envahissement du tissu conjonctif au travers des espaces interosseux. Ce phénomène devient irréversible au bout d'un an environ d'immobilité.

Il faut savoir également que si vous faites de la musculation, les régions articulaires où vous portez vos charges auront un cartilage plus épais. La qualité de résistance des cartilages est donc fonction de l'activité physique. Il convient ainsi, dans le cadre d'une activité physique, de prendre le temps d'échauffer ses articulations.

Certains types d'activité sportive entraînent l'épaississement des capsules articulaires et des ligaments.

Il importe de ne pas négliger les techniques d'étirement en cas d'activité intense afin de solliciter un allongement des ligaments très renforcés.

VOTRE AUTO-MASSAGE

MASSAGE DU VENTRE EN CERCLES

Comment le faire ?

Debout ou assise, une main posée parfaitement à plat sur le ventre. Massez en larges cercles sans trop appuyer, sur un rythme régulier. Tournez dans le sens inverse des aiguilles d'une montre.

Comment respirer ?

Optez pour une respiration la plus lente possible.

Combien de temps faut-il le faire ?

Faites-le 1 à 2 minutes.

Avec quoi vous masser ?

Vous pouvez utiliser votre gel douche pendant votre douche et votre huile pour le corps ensuite. Il est également possible d'utiliser un produit minceur ou anti-cellulite.

INFO-FORME

Quelle est la différence entre l'électrostimulation et l'électrolipolyse ?

• L'électrostimulation est une stimulation électrique sur les muscles pour les développer. Les culturistes utilisent cette méthode avant une compétition afin d'exercer les fibres musculaires peu sollicitées lors de mouvements de musculation. Cela leur permet ainsi d'affiner leur silhouette.

• L'électrolipolyse vient du mot «lipolyse» signifiant «destruction des graisses alimentaires dans l'organisme». Cette méthode assez ancienne consiste à implanter des aiguilles de différentes longueurs dans la peau, visant l'élimination de la couche graisseuse. Ces aiguilles sont reliées à un générateur donnant des impulsions électriques. La méthode demande à être complétée par un régime hypocalorique.

Pour l'instant, personne n'a crié au miracle, beaucoup d'adeptes ont surtout perdu du poids en raison... du régime qui accompagne ce traitement.

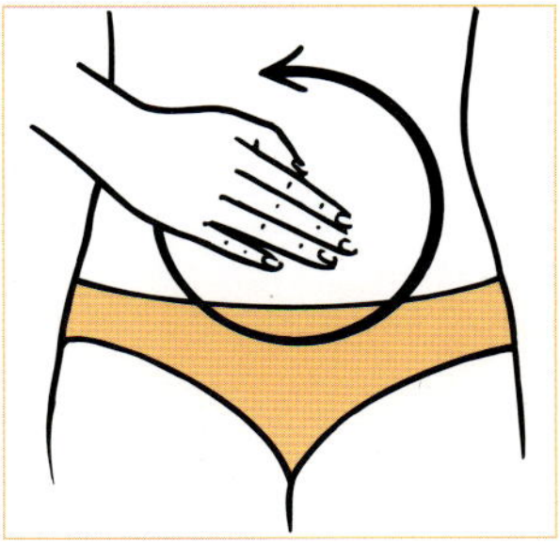

Ne rentrez pas les doigts dans la peau : conservez votre main parfaitement à plat.

Conseils

• Ne vous entraînez pas si vous êtes dérangée à tout moment. Pour obtenir un résultat, il convient d'être concentrée !

• Travaillez de profil devant une glace, afin de surveiller votre position dorsale en permanence.

• Si vous avez des problèmes de circulation, pensez à surélever vos jambes sur une chaise pendant la phase de récupération.

• Préférez toujours reposer votre tête sur le sol, au lieu de tirer sur la nuque lorsque la fatigue commence à se faire sentir.

Les exercices des pros

Ce n'est pas un hasard si les professionnelles de la gymnastique, de la danse ou de la culture physique ont le **ventre si plat.** Elles ont, comme tout le monde, leurs faiblesses et ne sont pas à l'abri d'une prise de poids ou d'un relâchement des tissus.

Elles les pallient aisément en pratiquant des exercices spécifiques, un peu plus difficiles que les autres et qui ne sont pas souvent pratiqués dans les cours.

Ces mouvements sont connus pour leur**efficacité quasi-immédiate** ; pourquoi ne pas les essayer ?

> Pas de ventre tonique et plat sans :

- un minimum de surveillance alimentaire ;
- une activité physique intelligente et régulière ;
- un petit massage spécifique journalier ;
- et... un minimum de patience et de volonté.

Programme journalier des pros

Détail des exercices dans les pages suivantes

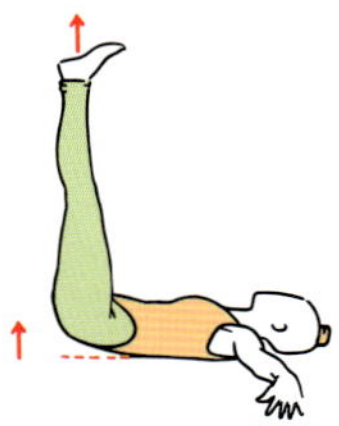

EXERCICE 1

Élévations alternées du bassin à gauche, à droite et à la verticale.

Faire au minimum : 2 séries de 8 élévations.

Durée : 3 minutes.

30 secondes de récupération entre les exercices 1 et 2.

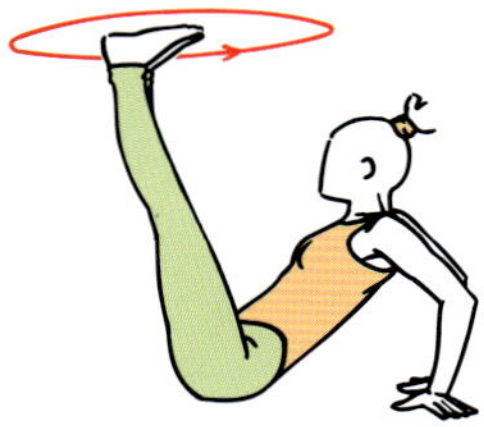

EXERCICE 2

Cercles alternés des jambes écartées dans un sens puis dans l'autre.

Faire au minimum : 2 séries de 10 cercles alternés.

Durée : 3 minutes.

30 secondes de récupération entre les exercices 2 et 3.

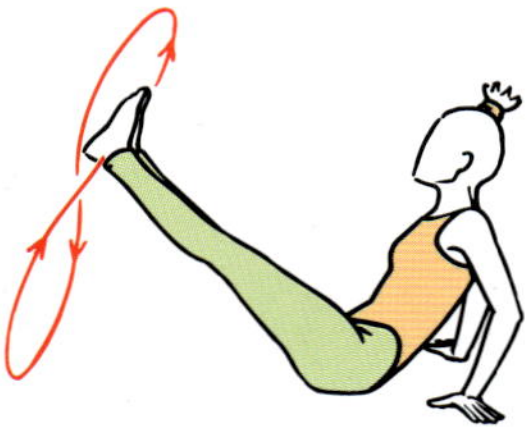

EXERCICE 3

Faire des « huit » avec les jambes serrées et tendues.

Faire au minimum : 2 séries de 6 « huit ».

Durée : 3 minutes.

30 secondes de récupération entre les exercices 3 et 4.

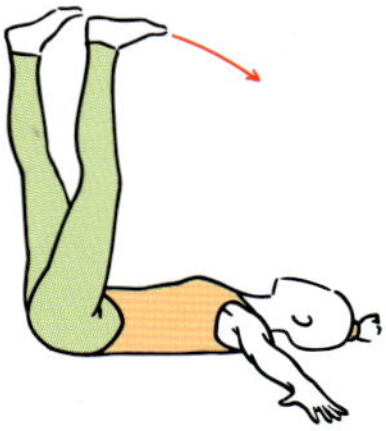

EXERCICE 4

Ramener en alternance une seule jambe tendue vers soi, sur le côté puis vers l'arrière.

Faire au minimum : 10 flexions-extensions alternées.

Durée : 2 minutes.

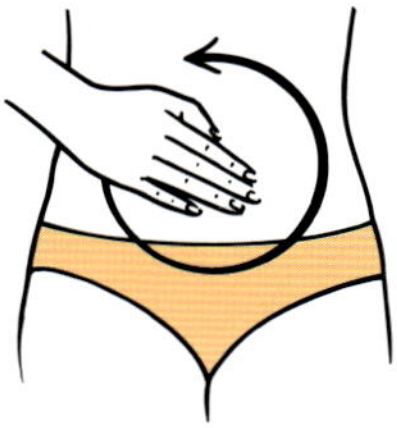

VOTRE AUTO-MASSAGE QUOTIDIEN

Massage du ventre en cercles (sous votre douche par exemple ou après les exercices).

Durée : 2 minutes.

À faire à n'importe quel moment de la journée.

EXERCICE 1

ÉLÉVATIONS ALTERNÉES DU BASSIN, À DROITE, À GAUCHE ET À LA VERTICALE

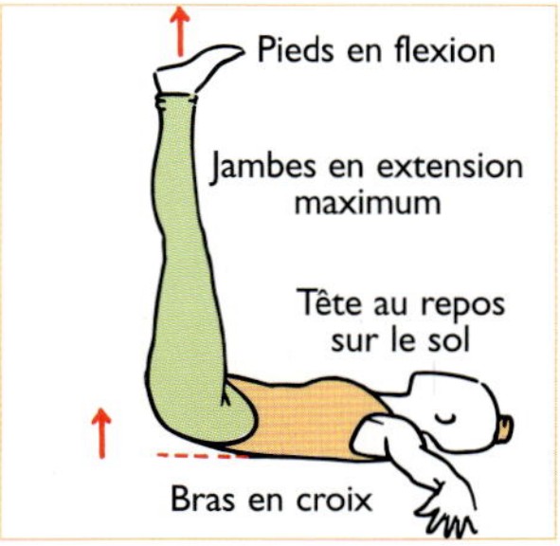

Comment le faire ?

Allongée sur le dos, jambes serrées à la verticale.
Faites des élévations alternées du bassin à gauche, à droite et à la verticale.

Comment respirer ?

Expirez par la bouche à chaque élévation du bassin.

Combien de répétitions faut-il faire ?

• **Vous êtes sédentaire**
Faites 2 séries de 8 élévations du bassin.
Reposez-vous 1 minute entre les 2 séries.
Et si c'est trop difficile ? Reposez le bassin sur le sol à chaque fois.

• **Vous êtes plus entraînée**
Faites 2 séries de 15 élévations du bassin.
Reposez-vous 30 secondes entre les 2 séries.

INFO-PHYSIOLOGIE

Lorsque vous vous entraînez, vos muscles utilisent une certaine quantité d'énergie produite par la décomposition de l'adénosine triphosphate (A.T.P.). La masse musculaire emploie des filières énergétiques différentes pour produire un effort, telles :
- la filière énergétique issue de la créatine-phosphate, qui crée une énergie de courte durée ;
- la filière de la glycolyse aérobie qui permet de maintenir l'effort et qui utilise aussi les acides gras ;
- la filière de la glycolyse anaérobie qui correspond à un effort ponctuel (cette glycolyse est génératrice d'acide lactique qui empêche la poursuite de l'effort).

En résumé, la filière aérobie (avec oxygène) correspond à un effort de marche, de ski de fond, de natation par exemple, alors que la filière anaérobie (sans oxygène) correspond à un type d'effort plus intense et plus court : la course de vitesse par exemple.

Contrôlez bien la descente du bassin à chaque mouvement.

Un avis médical

Quelles peuvent être les conséquences d'un ventre relâché ?
Un ventre atonique signale souvent un trouble du transit intestinal. Une pratique régulière d'exercices d'abdominaux peut aisément l'éviter. Si l'abdomen manque vraiment de fermeté, cela peut être dû à une déficience des muscles de la paroi abdominale. Une hernie peut en être la conséquence.
De même, en cas de cicatrice chirurgicale antérieure, une éventration peut survenir.

EXERCICE 2

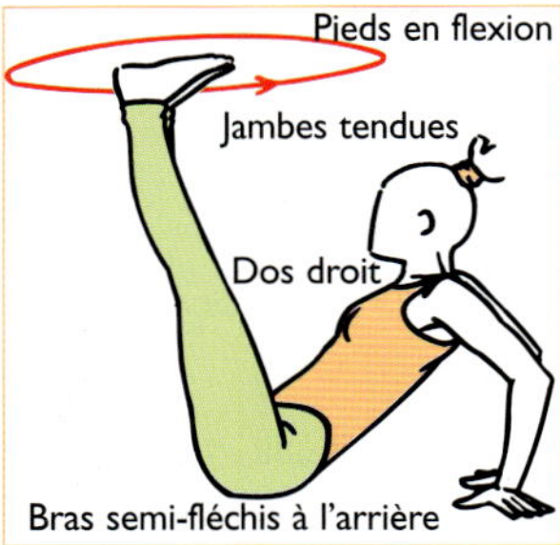

Faites des cercles le plus près possible du visage : ne descendez pas vos jambes vers le sol.

Pourquoi a-t-on parfois le ventre ballonné en dehors de la période des règles?

Il peut y avoir plusieurs raisons à cet inconvénient. La colopathie (côlon irritable) en est une, accentuée par l'absorption de crudités telles que le chou ou le concombre. La sédentarité, suscitant un ralentissement général des fonctions, peut également être à l'origine de ce phénomène.
On ne peut que conseiller une activité physique régulière, même de courte durée, afin de réduire ou supprimer ce problème.

CERCLES ALTERNÉS DES JAMBES ÉCARTÉES DANS UN SENS PUIS DANS L'AUTRE

Comment le faire?

Assise, en appui sur les mains, les jambes écartées en élévation devant soi.
Faites des cercles alternés dans un sens puis dans l'autre.

Comment respirer?

Expirez par la bouche lorsque les jambes se rapprochent du visage.

Combien de répétitions faut-il faire?

• **Vous êtes sédentaire**
Faites 2 séries de 10 cercles alternés dans un sens puis dans l'autre. Reposez-vous 1 minute entre les 2 séries.
Et si c'est trop difficile? Mettez-vous à plat pour réaliser les cercles.
• **Vous êtes plus entraînée**
Faites 2 séries de 20 cercles alternés dans un sens puis dans l'autre.
Reposez-vous 30 secondes entre les 2 séries.

INFO-PHYSIOLOGIE

Une constatation : notre énergie (ou métabolisme) diminue avec l'âge. On s'aperçoit également que plus on vieillit, moins le corps dépense d'énergie pour assurer le métabolisme de base, quelle que soit sa masse musculaire. On en a déduit que plus le temps passe et plus le nombre de fibres musculaires inefficaces augmente. Il faut savoir également que le métabolisme de base des femmes se détériore moins vite que celui des hommes. Il importe de continuer à s'entraîner afin de réduire au maximum la fonte musculaire due à la sénescence, et ainsi permettre une appréciable dépense de calories lorsque le corps est au repos. Sinon, gare aux kilos qui s'accumulent peu à peu.
Petit rappel : plus un corps est musclé, plus il dépense de calories pour son entretien au repos.

EXERCICE 3

FAIRE DES « HUIT » AVEC LES JAMBES SERRÉES ET TENDUES

Comment le faire ?

Assise, les jambes élevées devant vous, en appui sur les mains à l'arrière. Faites des «huit» avec les jambes en conservant les bras immobiles.

Comment respirer ?

Expirez par la bouche lorsque les jambes reviennent vers le visage.

Combien de répétitions faut-il faire ?

• **Vous êtes sédentaire**

Faites 2 séries de 6 «huit».
Reposez-vous 1 minute entre les 2 séries.
Et si c'est trop difficile? Mettez-vous en appui sur les coudes ou à plat dos en faisant de petits «huit».

• **Vous êtes plus entraînée**

Faites 2 séries de 12 «huit».
Reposez-vous 30 secondes entre les 2 séries.

INFO-SANTÉ

Stress et nourriture

Attention : le stress peut être générateur de prise de poids en raison d'un besoin de mets sucrés. L'état de stress est directement lié à des molécules «opiacées» sécrétées par l'organisme et créant un état similaire à celui constaté après une prise d'opium.
L'état de tension psychique se réduit par l'absorption de cette nourriture appréciée en raison de la production de ces opiacés. Il peut s'ensuivre une réelle dépendance.
Il faut être raisonnable et réduire peu à peu l'apport glucidique. Une solution consiste à boire au moins 1,5 litre d'eau en dehors des repas afin de remplir l'estomac dès que les crises de boulimie apparaissent.
Il est vrai que le stress peut être également à l'origine d'anorexies en raison du blocage de l'appareil digestif par les hormones du stress.

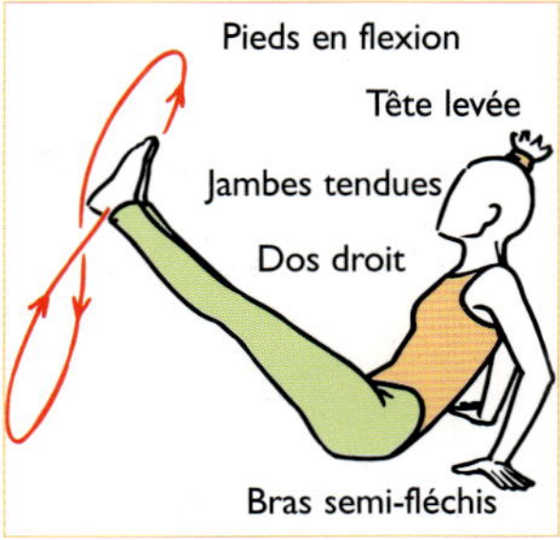

Maintenez votre dos le plus immobile possible.

Quelles sont les principales contre-indications d'ordre organique à la pratique des abdominaux chez les femmes ?

On se doit de citer les hernies ombilicales et crurales. C'est une des raisons pour lesquelles il est conseillé de demander l'avis de son médecin traitant avant d'entreprendre n'importe quelle activité physique.

EXERCICE 4

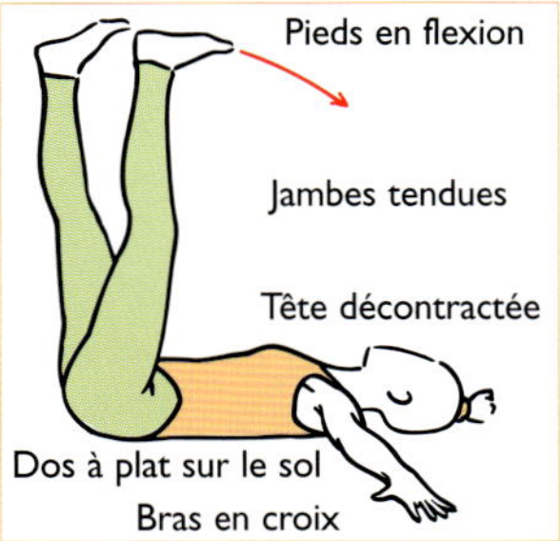

Ramenez bien à chaque fois la jambe très tendue à la verticale.

Abdominaux et yoga

La pratique d'exercices d'abdominaux est-elle contre-indiquée avec celle du yoga? On ne peut pas plus opposer culture physique et yoga que danse et gymnastique. C'est la conception qui est différente, le but n'est pas le même, mais le corps travaille de toute façon dans son ensemble. Un danseur peut travailler ses abdominaux, comme un yogi. Ce dernier le fait sur un rythme plus lent en se concentrant sur sa respiration dans une posture immobile : il contrôle ses abdominaux à travers sa respiration «dans la posture».

RAMENER EN ALTERNANCE UNE SEULE JAMBE TENDUE VERS SOI, SUR LE CÔTÉ, PUIS VERS L'ARRIÈRE

Comment le faire?

Allongée sur le dos, les jambes à la verticale.
Ramener une seule jambe vers soi, sur le côté et vers l'arrière (en conservant l'autre parfaitement immobile).

Comment respirer?

Expirez par la bouche lorsque la jambe revient vers le visage.

Combien de répétitions faut-il faire?

- **Vous êtes sédentaire**

Faites 2 séries de 10 ramenés de jambe alternés.
Reposez-vous 30 secondes entre les 2 séries.
Et si c'est trop difficile? Fléchissez les jambes et placez vos poings sous les fessiers.

- **Vous êtes plus entraînée**

Faites 2 séries de 20 ramenés de jambe alternés.
Reposez-vous 30 secondes entre les 2 séries.

INFO-FITNESS

Préférez les disciplines qui durent au moins 45 minutes (sauf si vous êtes très peu entraînée). Il est recommandé de commencer par la gymnastique analytique, le yoga, le Tai-Chi-Chuan ou le stretching si vous êtes peu sportive.
Au bout de six mois d'entraînement régulier, vous pouvez vous attaquer aux séances d'abdo-fessiers et de musculation.
L'espace cardio-training, le circuit training et la gym tonique peuvent être pratiqués cinq ou six mois plus tard.
Le L.I.A. (Low-Impact-Aerobic), le cardio-funk et le step s'adressent à des personnes bien entraînées à l'effort cardio-pulmonaire.
Pour le H.I.A. (High-Impact-Aerobic) et le Hi-Low Combo (High and low combination), il faut être un minimum familiarisée avec la coordination et la gestuelle chorégraphique très tonique.

VOTRE AUTO-MASSAGE

MASSAGE DU VENTRE EN CERCLES

Comment le faire ?

Debout ou assise, une main posée parfaitement à plat sur le ventre. Massez en larges cercles sans trop appuyer, sur un rythme régulier. Tournez dans le sens inverse des aiguilles d'une montre.

Comment respirer ?

Optez pour une respiration la plus lente possible.

Combien de fois faut-il le faire ?

Faites-le 1 à 2 minutes.

Avec quoi vous masser ?

Vous pouvez utiliser votre gel douche pendant votre douche et votre huile pour le corps ensuite. Il est également possible d'utiliser un produit minceur ou anti-cellulite.

INFO-NOUVEAUTÉS

Les derniers appareils ou méthodes pour la forme

- La ceinture vibro-minceur : appareil à piles qui relaxe, masse l'endroit désiré à l'aide de plusieurs centaines de vibreurs.
- Les semelles aqua-massantes : délassent le marcheur et ont un rôle thermique par l'intermédiaire d'un gel isolant.
- Le soulève-jambes : sert à détendre et à améliorer la circulation des jambes.
- Le body-rub : appareil de massage pour redynamiser les muscles et améliorer la circulation sanguine. C'est un appareil électrique de petite dimension, facilement transportable.
- L'infra-wave : appareil pour éliminer stress et fatigue. Il émet des infrarouges avec deux intensités.
- Le thrive 777 : appareil appuie-pied se basant sur la réflexologie. Il décontracte les muscles et réactive la circulation sanguine à l'aide de vibrations (2 vitesses).
- La cyto-esthétique : massage à l'aide d'une boule réfrigérée, puis avec application de crèmes qui permettent de donner un aspect de bonne mine, une sensation de fermeté et de confort.
- Le bodyssage : matelas vibrant électrique. Il détend, délasse et est censé redonner du tonus.

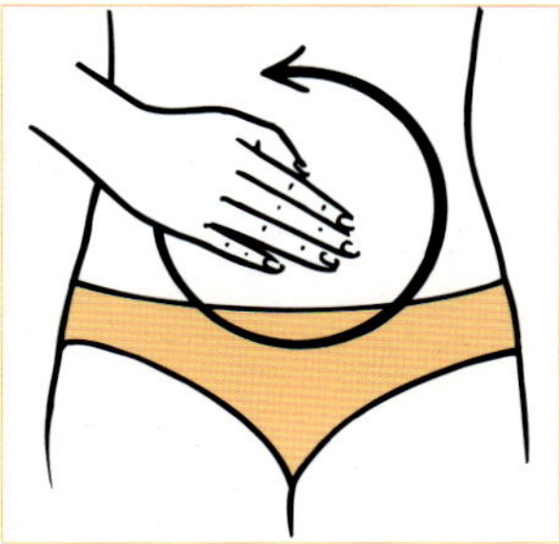

Ne rentrez pas les doigts dans la peau : conservez votre main parfaitement à plat.

Quelques conseils pour réaliser au mieux vos exercices d'abdominaux

- Portez toute votre attention sur la jambe tendue lorsque l'exercice le nécessite, sans la fléchir un peu : cela diminue son efficacité !
- Pensez sans arrêt à votre rythme respiratoire durant toute la réalisation de ces exercices.
- Ne compensez jamais l'effort abdominal avec le dos.
- Sachez que plus vous fléchissez les jambes, moins l'exercice est utile pour les muscles abdominaux.
- Augmentez l'amplitude de vos gestes afin d'effectuer des exercices plus efficaces.
- Efforcez-vous de réaliser des mouvements de même amplitude.

Illustrations : Delétraz.

Imprimé en Italie par Rotolito lombarda
Dépôt légal : 88066 - Mai 2007
ISBN : 978-2-501-04620-6 - édition 03
40.9563.4